JN123190

鼓室内注入療法の臨床
―突発性難聴の治療を中心に―

　　　　　　　編 集

加我 君孝　　　坂田 英明
東京大学名誉教授　　　川越耳科学クリニック院長

国際医学出版

加我 君孝
東京大学名誉教授

　突然の片側性あるいは両側の感音難聴には多種類の原因が存在する。前下小脳動脈あるいは分枝の血行障害、内耳出血、聴神経腫瘍、ウイルス感染、音響外傷、頭部外傷、外リンパ瘻、内耳液の代謝異常などが代表的な病態生理である。

　突発性難聴の治療の選択には除外診断を綿密に行う。その原因に沿って治療を進めることになる。原因不明の場合にステロイドの全身投与や鼓室内投与が行われるが、これは内耳に何らかの炎症反応や免疫反応が存在するという仮説の基に行われている。この場合の炎症反応や免疫反応は採血や免疫学的検査や画像検査では見出せないことがほとんどである。突発性難聴の場合、black box へのステロイド投与ということになる。

　鼓室内投与では、蝸牛内にステロイドが到達するルートとして蝸牛窓が注目されてきた。歴史的には、耳鳴やめまいの診断や治療のための方法の１つにキシロカイン鼓室内投与が早くから注目された。すなわち投与後に麻痺性眼振が数時間生じ、同時に激しいめまい感が生じる。これは蝸牛窓膜経由の外リンパ腔への投与により半規管膨大部の感覚細胞あるいは前庭神経が麻酔されることによって生じると推測される。難治性の内耳性めまいに対してゲンタマイシンの鼓室内投与による内耳破壊を行う治療法もある。この場合も蝸牛窓膜を通して外リンパ腔に入り、前庭半規管の残存する感覚細胞あるいは前庭神経を障害させることによって治療効果を期待する方法と考えられる。この方法では感音難聴を生じることも少なくなく、蝸牛の内外有毛細胞あるいは蝸牛神経にも障害が生じると推測される。近年ではメニエール病の内リンパ水腫を同定する目的でカドミニウムの鼓室内投与による内耳の MRI 撮影が実施されるようになった。

　以上の３つの例は鼓室内に投与されたそれぞれの薬剤は蝸牛窓を介して内耳液の外リンパ液に到達し得ることを示している。

　このような背景から蝸牛窓は内耳への drug delivery system の経路として注目されてきた。初めに述べたように、突発性難聴には原因不明の場合が少なくないが、除外診断の後にステロイド全身投与や鼓室内投与が準備されることになる。注意深い対応を心掛け、治療法の一つとして活用することをすすめたい。

目 次

ステロイド鼓室内注入療法
—突発性難聴治療の一手—

坂田 英明

川越耳科学クリニック院長

「寝耳に水」は、思いがけないことが起こった時の表現だが、耳に水を入れると激しいめまいが起きることは耳鼻科医ならだれでも知っている。カロリックテストあるいは温度眼振反応と呼ばれる、めまいのテストの一つである。

1914年にノーベル生理学・医学賞を受賞したオーストリアの耳鼻科医 Robert Bárány は、1906年にめまい診断のために鼓膜に針を刺し麻酔液を中耳腔に注入した。その後、薬物の経口投与などの保存的治療では症状が軽快しない内耳性めまい症例に対して、可逆性の内耳機能低下作用を意図した麻酔液の鼓室内注入法は各所で試みられ、症状の改善した症例が報告されるようになった。この方法を応用し、坂田英治らは1973年、耳鳴の治療に初めてステロイド薬を中耳腔に注入し、その改善が示された。その後、耳鳴のみならず、めまい・難聴にも応用されるようになり、この"ステロイド中耳腔（鼓室内）注入療法"は、国内外で新しい治療方法として試されている。

突発性難聴は、一般的な耳鼻科疾患の一つに位置付けられ、誰もが突然起こりうる。その治療の大原則は「早期発見・早期治療」であり、治療開始の迅速さが完治への鍵であり、治療法はさまざまあるが、「ステロイド薬による治療」が世界共通とされている。ステロイドの投与法は内服や点滴が主流であり、これらの治療で回復することも多いが、難治性の場合には回復が見られない場合もある。

そこで注目されているのが、突発性難聴に対するステロイド薬の「鼓室内投与」である。内服や点滴と違い、ほとんど全身に作用しないためステロイド薬による合併症を防ぐことができる。その手技は外科手術ほど複雑ではなく、耳鼻科医であれば容易に習得できる。内耳に高濃度で薬剤を浸透させることが可能である。

一方、ステロイド鼓室内注入療法は多くの問題点も抱えている。突発性難聴に対する治療法として保険適用外であること、手技や方法、期待できる効果について未だ統一された結果が示されていないこと、多施設共同研究などのデータが揃っていないことなどが挙げられる。

今回我々は、ステロイド鼓室内注入療法を様々な角度から検証し、今後の診療に役立て

　られるような冊子を目指し、突発性難聴の治療である「鼓室内投与」を中心に、周辺領域の諸問題や最近の動向を国内外の専門家の先生方に解説していただいた。

　巻頭言は東京大学名誉教授の加我君孝先生が「突発性難聴治療の鼓室内投与手技への手引き」について簡潔明瞭に解説いただいた。

　「鼓室内注入療法の現状と課題」は、日本大学医学部耳鼻咽喉・頭頸部外科学分野の木村優介先生、大島猛史教授らが国内の現状と課題をまとめられ、併せて急性感音難聴診療アルゴリズムを AAO-HNS ガイドラインから解説された。

　「内耳への薬剤局所投与と内耳基礎（生理、免疫）」は、東京医療センター臨床研究センター聴覚・平衡覚研究部聴覚障害研究室室長の神崎晶先生が薬物の内耳移行について生理、免疫、解剖学的視点から解説され、内耳障害と免疫反応、鼓室内注入の将来展望についても触れられた。

　「ステロイド鼓室内注入療法の経験」は、産業医科大学医学部耳鼻咽喉科・頭頸部外科の鈴木秀明教授が、自施設における突発性難聴におけるステロイド鼓室内注入療法の治療成績についてプロトコールも含め詳細に報告された。

　「突発性難聴に対する新しい治療法の現況」は、信州大学医学部耳鼻咽喉科頭頸部外科学の鬼頭良輔准教授、信州大学名誉教授の宇佐美真一先生らが平成 26 年から 31 年度にわたり厚生労働科学研究「難治性聴覚障害に関する調査研究班」において、突発性難聴を含む急性感音難聴について行われた大規模疫学調査について報告された。さらに突発性難聴治療の現況と国内外で実施されている新規治療薬の臨床研究についても触れられた。

　「ストレスが突発性難聴に及ぼす影響」は、さくら小江戸クリニックの林賢院長がストレス反応とその経路、蝸牛の自律神経支配や免疫反応について解説された。

　「突発性難聴の内耳疾患（外リンパ瘻、その他）」は、埼玉医科大学医学部耳鼻咽喉科の松田帆講師、池園哲郎教授らが 2022 年診断法が保険収載された外リンパ瘻中心に診断基準、検査、治療について詳述され、併せて急性低音障害型感音難聴についても触れられた。

　「鼓室内注入療法 文献レビュー」は、さくら小江戸クリニックの林賢院長がまとめられた。

　「Current applications of intratympanic corticosteroid therapy for inner ear disorders」は、California San Diego 校耳鼻咽喉科・頭頸部外科の Joshua Lee 先生 Omid Moshtaghi 先生、Jeffrey P. Harris 教授らが薬物の鼓室内注入の歴史、内耳への移行、ステロイド鼓室内注入療法の生理、適応、実際、副反応などについて現況や課題を突発性難聴だけでなく、メニエール病、BPPV、自己免疫性内耳疾患にも広げ詳細に詳述された。

　「Corticosteroid Intratympanic Infusion Therapy in Korea」 は、Sungkyunkwan University 耳鼻咽喉科・頭頸部外科の Young Sang Cho、Yang-Sun Cho 教授が韓国におけるステロイド鼓室内注入療法について実際の方法、解剖学的諸問題、自施設の治療成績、文献的考察を交えながら詳述された。

　また分担執筆のため鼓室内注入療法の歴史や現状など、記述が一部重複するところもあるが、あえて編集は行わなかった。ご容赦いただきたい。

突発性難聴の診断方法と鼓室内注入療法手技の実際

坂田 英明

川越耳科学クリニック院長

【Keywords】突発性難聴、ステロイド、鼓室内注入療法、麻酔

増え続けている突発性難聴とその要因

1987 年に年間 16,750 人であった突発性難聴の発症患者数は、2001 年にはその 2 倍以上である 35,000 人となり、現在も増加している。

突発性難聴の原因は未だ解明されていないが、その発症には内耳のウイルス感染や循環障害、ストレスや過労、不規則な生活などが影響を及ぼすとされており、突発性難聴の増加には、二つの理由が考えられる。一つは、突発性難聴に対する国民の意識が高まったことである。有名な歌手を含む芸能人が、突発性難聴を発症したことが報じられ、その疾患名が広く知れ渡り、自身にも起こり得ると認識されたことだろう。2000 年代のインターネットの普及、そして 2010 年代のスマートフォンの普及により、手軽に検索ができるようになり、情報にアクセスしやすくなったことも後押ししていると考える。Google 検索で「突発性難聴」を検索すると約 380 万件がヒットする。「おたふくかぜ」の検索結果が約 379 万件であることから、昔と比べて相当認知されるようになったと考えてよいだろう。もう一つは、突発性難聴の原因の一つである、循環障害の増加と考える。日本人の食生活・社会生活などの生活様式が西洋化したことで、循環障害は起こりやすくなっている。特に食生活の変化は大きく、魚と肉の一人当たりの年間消費量は、1990 年は魚の方が 1.4 倍程度高かったものの、その差はどんどん縮まり、2010 年を境に頃に逆転し、2020 年には肉の方が 1.4 倍ほどになっている。国民 1 人・1 年当たりの米の消費量は、1960 年代前半には約 120kg あったものの、現在は半減している。

また、突発性難聴の好発年齢は 40 代から 60 代であるが、この年代は仕事や家庭でのストレスが増えるケースも多く、これらが原因となって動脈硬化や末梢循環障害などを来す例が増えたことが突発性難聴発症の増加につながっていると考えられる。糖尿病、高血圧、不整脈といったように、多臓器の循環障害を併発している患者では起こりやすい印象である。大人ではウイルスによる発症が増えたとは考えにくい。

一方、小児の場合は、原因が判らない突発

連絡先：〒350-1122 埼玉県川越市脇田町 103 番 川越マイン・メディカルセンター川越 2 階
川越耳科学クリニック
坂田英明
TEL: 049-226-3387　FAX: 049-226-3389
E-mail: info@jikagaku.jp

性難聴は一般的にほとんどなく、おたふくかぜ、髄膜炎などによるものが多い。大人と比べて保育園・幼稚園・学校では園内・校内で流行りのウイルスに感染することが多く、ウイルス説も考えられる。

　突発性難聴に関連したある研究では、実際に亡くなった症例の側頭骨にウイルスによる内耳炎の所見が認められた。しかし、それは偶然その内耳の側頭骨がウイルスだった例かもしれない。小児の突発性難聴は少なく、ウイルスに感染したときに、耳がどの程度侵されているのかは明白でないが、ウイルス説の可能性を否定できるかというとそうではないだろう。

突発性難聴の症状と診断

　典型的な突発性難聴とは、突然発症する一側の高度感音難聴である。耳鳴、めまいを伴うことがあって、原因がはっきりしているものは除外される。現在のところ有力な説としては、ウイルスが内耳・外耳神経に感染したことを原因とするウイルス説、ならびに、内耳に血流を供給する動脈が詰まり内耳の梗塞が起こることを原因とする循環障害説がある。

　一方で、診断・治療・予後については数多くのエビデンスが蓄積され、本邦でも、診断、重症度分類、聴力回復の判定基準が厚生労働省難治性聴覚障害に関する研究班により2015年に改訂され、客観的な判定が可能となっている（表1）。

突発性難聴の一般的な治療と予後

　突発性難聴の治療はステロイド薬が中心である。病態や併存疾患を見極めたうえで、発症から48時間以内、少なくとも1週間以内に内服ないしは点滴にてステロイド薬の全身投与を開始し、安静を指示することが突発性難聴治療の基本である。発症から治療開始まで2週間を超えると高圧酸素療法や星状神経節ブロックなどが行われることもあるが、いずれもエビデンスに乏しく、決定的な治療法としては未確立と言える。

　治療を施す際には、その合併症リスクが問題となる。高圧酸素療法では鼓膜損傷・外リンパ瘻を伴うことがあり、星状神経節ブロックでは血管穿刺・神経麻痺などを生じることがある。ステロイド薬の全身投与では、頻度は高くないものの、高血圧・心不全・胃潰瘍・十二指腸潰瘍（消化管出血）・精神疾患等の悪化・発症のリスクを有する。耳鼻科医はこれら合併症リスクを鑑みたうえで治療法を的確に選択しなければならない。

　なお、これらいずれの治療法を施しても、治療予後は大まかに治癒・改善・不変それぞれ3分の1ずつであるのが現状である。また、予後不良因子として、治療開始の遅れや難聴である期間が長期にわたっていること、めまいを伴うことに加え、高齢であることや両側での発症などが挙げられる。

難聴と脳の関係は？

　聴覚には耳の器官はもちろん脳や中枢神経も関連している。突発性難聴の原因を考える際には、外耳から内耳にかけての障害のみならず、脳や中枢神経の障害の可能性考慮する必要性がある。例えば、神経症状を有さずに一側の耳がほとんど聞こえない場合は、まず内耳の障害を疑う。内耳から奥の中枢神経が同時に障害をきたしているか否かは、麻痺などを生じる場合を除き、調べる検査法はない。ただし、徐々に改善する治癒過程において、聴性脳幹反応（音刺激による誘発反応：ABR）が改善の兆しが見えた段階で、純音

表 1　突発性難聴の診断基準・重症度分類・聴力回復の判定基準

【突発性難聴診断基準】

> ### 主症状

1. 突然発症
2. 高度感音難聴
3. 原因不明

> ### 参考事項

1. 難聴（純音聴力検査での隣り合う 3 周波数で各 30dB 以上の難聴が 72 時間以内に生じた）
   - （1）急性低音障害型感音難聴と診断される例を除外する
   - （2）他覚的聴力検査またはそれに相当する検査で機能性難聴を除外する
   - （3）文字どおり即時的な難聴、または朝、目が覚めて気付く様な難聴が多いが、数日をかけて悪化する例もある
   - （4）難聴の改善・悪化の繰り返しはない
   - （5）一側性の場合が多いが、両側性に同時罹患する例もある
2. 耳鳴
   難聴の発生と前後して耳鳴を生ずることがある
3. めまい、および嘔気・嘔吐
   難聴の発生と前後してめまい、および嘔気・嘔吐を伴うことがあるが、めまい発作を繰り返すことはない
4. 第 8 脳神経以外に顕著な神経症状を伴うことはない

> ### 診断の基準：主症状の全事項を満たすもの

厚生省特定疾患「突発性難聴調査研究班」1973 年
厚生労働省「難治性聴覚障害に関する研究班」2015 年改訂

【突発性難聴の重症度分類】

> ### 重症度 初診時聴力レベル

Grade 1：40 dB 未満
Grade 2：40 dB 以上、60 dB 未満
Grade 3：60 dB 以上、90 dB 未満
Grade 4：90 dB 以上
　注 1　純音聴力検査における 0.25kHz、0.5kHz、1kHz、2kHz、4kHz の 5 周波数の閾値の平均とする
　注 2　この分類は発症後 2 週間までの症例に適用する
　注 3　初診時めまいのあるものでは a を、ないものでは b を付けて区分する
　　　　（例：Grade 3a, Grade 4b）

厚生省特定疾患「急性高度難聴調査研究班」1998 年
厚生労働省「難治性聴覚障害に関する調査研究班」2015 年改訂

【突発性難聴 聴力回復の判定基準】

> ### 治癒

1. 0.25kHz、0.5kHz、1kHz, 2kHz、4kHz の聴力レベルが 20dB 以内に戻ったもの
2. 健側聴力が安定と考えられれば、患側がそれと同程度まで改善した時

> ### 著明回復

上記 5 周波数の算術平均が 30dB 以上改善したとき

> ### 回復

上記 5 周波数の算術平均が 10 ～ 30dB 以上改善したとき

> ### 不変（悪化を含む）

上記 5 周波数の算術平均が 10dB 未満の改善のとき

厚生省特定疾患「急性高度難聴調査研究班」1984 年
厚生労働省「難治性聴覚障害に関する調査研究班」2015 年改訂

による音の検査だけでなく、同時に言葉の聞き取り検査を行うことで、内耳の蝸牛管などの障害によるものか、もしくは脳幹の橋部に存在する蝸牛神経核の障害が原因か判断できる。もし脳幹梗塞を起こしていれば、めまい、難聴のほか、嗄声など高度な症状があらわれるため、中枢神経系の障害という診断ができる。

難聴治療の中心、ステロイド薬

内耳の血管が障害されている場合は、極めて微小な梗塞だが、蝸牛の動脈は吻合枝を持たないため、1箇所が長期的に詰まっていれば、その先の血液を必要とする器官が壊死してしまう。しかし、血栓が溶ければ状況は好転する。それを助ける方法がステロイド薬による治療である。また、ステロイド薬が持つ抗炎症作用や免疫抑制作用も治療効果が得られる要因とも言われている。

ステロイド薬の安全性

ステロイド薬は、実に幅広い診療科で使用されている薬である。副作用や合併症に懸念を持つ患者もいる

患者がステロイド薬を怖がる背景としては、ステロイドの不適切な使用による副作用による刷り込みがあるかもしれない。1970年代に、市販薬としてステロイド外用薬が使えるようになったが、当時はインターネットもなく、どのような副作用が生じるかを知らず、また適切な使用方法への理解が浅いまま、使ってしまう患者もいただろう。

ステロイドは赤みやかゆみなどの炎症をたちどころに抑えるが、病気の原因そのものがまだ残ったままのこともある。不適切な使い方によって、かえって悪化を招くこともある。例えばアトピー性皮膚炎にて、その悪化要因

を確認してそれを避ける行動をせずに、漫然とステロイド外用薬を塗り続けると、赤ら顔や皮膚が薄くなることもある。その際に、急に薬を中止すると皮膚症状の急激な悪化、いわゆるリバウンド現象が起こることもある。

また、皮膚へのステロイド外用剤には炎症を抑えたり、血管を縮ませたりする作用があるが、皮膚を一時的に、炎症のない色白肌にできることもあり、化粧の下地に用いてしまっていたという報告もある。市販薬販売時に薬剤師が適切な説明をするはずであるが、徹底できていなかったのか、患者の自己判断による結果なのかはケースにより異なるだろう。問題が報道されるまで、漫然と処方してしまっていた医師もいたかもしれない。

こうして副作用が報道されたことで、ステロイドは怖い・使いたくないという風潮が起きたと考えられる。約50年の時を経たものの、当時を知る親の影響でその子供世代へも印象は引きずられ、またドラマでもステロイドを拒否するシーンなどが放映されることもあり、今もステロイドの負の側面の印象は刷り込まれている。

しかし、ステロイド薬は極めて多彩かつ絶大な効果を持つため、そのメリットを正確に伝えることで、患者の理解が得られることもあるだろう。

耳鼻科領域では突発性難聴をはじめ多様な疾患に活用されている。例えば、扁桃炎などの急性感染症では、初期に炎症を抑える消炎剤を投与したあと、細菌を叩くための抗菌薬と併用して少量のステロイドを使用することがある。そのため、ステロイド薬に使いにくさを感じている耳鼻科医は少ないのではないだろうか。

ステロイド薬はその治療効果が得られやすい一方で、安全性に問題はないか気になる人

も多いだろう。合併症、特に糖尿病を併発する場合には細心の注意を払う必要がある。以前、ある疾患で入院された患者さんに、既往歴や問診では糖尿病が確認されなかったものの、ステロイドを5日間連続投与したところ意識が消失した症例を経験した。血糖測定を実施したところ結果は測定不能であり、意識消失の背景には糖尿病が存在していた。私はそれ以降、外来でステロイドの内服治療を考える場合には、家族歴を含む細かい聞き取りを行うよう留意している。

また、糖尿病だけでなく、血圧上昇、消化性潰瘍、易感染性、精神異常、骨多孔症、離脱症候群などの重症副作用が生じ得ることも自明であり、ウイルス性肝炎の既往がある場合にも注意が必要である。

ステロイド薬は、劇的な効果が期待できる反面、内服や点滴等の全身療法ではリスクを承知しておかなければならない。

ステロイド全身投与以外の内耳疾患治療

1906年、Bárányが難治性めまいを有するメニエール患者に直接麻酔薬を中耳腔に注入したところ、めまいが改善したと報告されている。鼓膜穿孔を伴い断続的な耳漏が認められる慢性中耳炎には、抗菌薬入りの点耳薬を用いる治療がスタンダードになっている。しかし、小児に多い急性中耳炎では、抗菌薬の全身投与が必要であり、症状により薬剤の投与法が異なる。

鼓膜が炎症を起こしている中耳炎は、鼓膜の裏の中耳腔だけの病気と考えられているが、鼓膜の内耳側には乳様突起まで届く非常に大きなスペースがあり、このスペース内まで細菌が侵入していることが多い。しかし、たとえ鼓室内に薬剤を注入しても、このスペース全般へ到達しない。また、このスペースには口腔内と同様に粘膜が存在するため、そこが大きく腫れているため注入のみでは吸収が見込めない。

鼓膜を通して中耳腔に高濃度のステロイド薬を注入し、それらが内耳に自然にしみ込んで治療をする方法、それがステロイド中耳腔注入療法、いわゆるステロイド鼓室内注入療法である。そのため、中耳炎を発症している場合には、炎症により薬剤の通路に膜ができ、道が細くなったり閉じてしまったりして内耳に薬が到達しないため、中耳炎を併発している場合は炎症が消失するまでこの治療法は適用できない。

また、小児の中耳炎は、原因菌が耳に隣接する脳に波及し髄膜炎という極めて死亡率の高い感染症を惹起することがあるため、やはり全身投与をする必要がある。

鼓室内注入療法の普及

医学文献検索エンジンPubmedで、"intratympanic injection"と"steroids"を同時検索すると、1990年代後半にステロイド鼓室内注入療法に関する論文が世に出ると、2000年代に入り報告が増え始め、2015年を境にその報告数が激増しており、現在も盛んに研究されていることが見て取れる。ステロイド鼓室内注入療法の目的は突発性難聴治療に限らず、めまいや耳鳴へ用いられ、小児へも実施されるなど、その適応は実に幅広い。

これまで鼓室内注入されてきた薬剤には、目的はさまざまだが、ステロイドだけでなく、アミノグリコシド系抗生物質やプロスタグランジン製剤、抗ウイルス薬などが挙げられる。特にメニエール病に対するゲンタマイシンの鼓室内注入療法は、これも保険適用外であるが、ガイドラインでは推奨度グレードB1に

位置し、近年、ゲンタマイシンに先行して聴覚障害リスクの少ないステロイド薬注入を検討してもよいと発表されている。鼓室内注入療法は局所に高濃度で薬剤を送達できるため、中耳周辺の病変が原因と考えられるさまざまな疾患において、今後適応の広がりや新たな治療薬が見いだされる可能性を秘めている。

突発性難聴でステロイド鼓室内投与療法を用いる利点

実地医家（開業医）を受診する耳疾患の患者のうち、感音難聴、特に突発性難聴の占める割合は少なくない。また、超高齢化社会に入り、メタボリック症候群など糖尿病をはじめとした慢性疾患患者の増加はここ10年において1.6倍と増え続けている。

このような合併症をもつ患者に対し、ステロイドの全身投与は決して安全とは言えない。そこで全身的な副作用を出さないようにステロイドを投薬する方法が鼓室内投与療法である。ステロイド鼓室内投与療法は国内外の多くの施設で追試や研究がなされ、難聴のみならず、めまいや耳鳴などの治療にも用いられている。これは経外耳道的に鼓膜を通してステロイド薬を注入することにより局所投与を可能にさせている。内耳に直接高濃度のステロイド薬が浸透する上、全身への影響を最小限にとどめながら入院せずに治療が可能になるため、患者の経済的負担や医療費の軽減のみならず、社会活動や日常生活の分断、入院による精神的ストレスの軽減などその他多くの利点がある。

一方で、鼓室内投与の手技は専門的知識を要し、投与後は一時的な耳痛やめまい、耳鳴りがおきる可能性があるため、事前の十分な説明と理解が重要である。

外来で安価に施行できるステロイド鼓室内注入療法

突発性難聴患者にとって、治療費も障害となり得る。施設によって異なるが、入院加療を行う場合、約2週間の入院と30万円程度の医療費（3割負担）を要すると言われている。しかし、入院加療の内容はステロイド点滴が中心であり、投与後の安静、ステロイド薬投与による全身症状の観察が主目的である。たとえ通院によるステロイドの内服や点滴治療を選択したとしても、約1週間程度は連日の通院が必要となり、疾患による身体的・精神的負担に加え、社会生活の制限や経済的負担がのしかかる。一方で、ステロイド鼓室内投与療法の場合、入院することなく外来で施行が可能であり、症状悪化がみられなければそのまま帰宅することができる。保険適応外ではあるが、費用は大幅に縮小できるだろう。2週間の入院は大きな機会損失になりかねず、その点でもメリットは大きいだろう。

施行回数と注意点

まず、突発性難聴と診断された場合、果たしてステロイド鼓室内注入療法が効果を発揮するまで何回実施する必要があるか？
個人差はあるが、週1〜2回施術した場合、4回程度で効果が発現すると考えている。非常に反応性が高い患者では1〜2回でも症状が軽減されるため、2回目以降は患者と相談しながら決めていくようにしている。

過去に中耳炎に罹患した患者でも、鼓膜の状態が安定している場合は、大方問題なく施行できる。ただし、通常三層構造になっている鼓膜が時に表層と粘膜層だけになっている例もあり、穿刺により鼓膜穿孔の可能性があるため、その場合には、注入療法は十分慎重

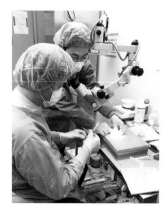

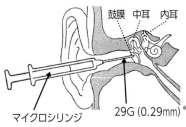

鼓膜 中耳 内耳

マイクロシリンジ

29G (0.29mm)＊

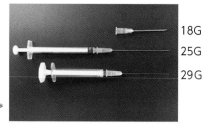

18G

25G

29G

図1　STT：Steroid Targeting Therapy
左写真：デキサメタゾン 15µg/mice を顕微鏡下経鼓膜的に右鼓室内投与
＊研究開発した

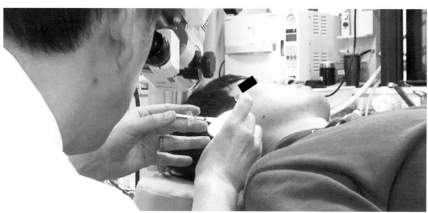

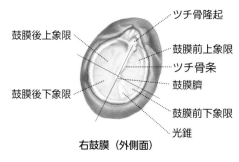

鼓膜後上象限

鼓膜後下象限

ツチ骨隆起

鼓膜前上象限

ツチ骨条

鼓膜臍

鼓膜前下象限

光錐

右鼓膜（外側面）

図2　STT：注入時のポジション

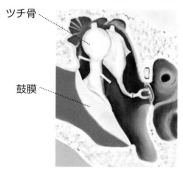

ツチ骨

鼓膜

右鼓室（前面）

に行う必要がある。

　また、年齢も適応条件の一つである。採血時に平静を保つことができるであろう、中学生以上は十分可能である。

ステロイド鼓室内注入療法の実際

　では、どのステロイド製剤をどれくらいの量投与し、どのような手法を用いているか。また注入時の注意点などを私が行っている手技の一端を紹介する。

　まず、注入する薬剤については、ステロイド鼓室内注入療法に用いられる代表的なステロイド薬であるデキサメタゾン注射液を用いており、投与量は、中耳腔の容積が 0.5 ～

0.6mL であるため、同程度の原液 0.6mL としている。注射針は 25G（市販されている）、1mL シリンジを用い（**図1**）、約 15 秒間かけて注入している。

実際投与する際には、患者に仰臥位で安静を保ってもらい、顕微鏡を用いて隣接する耳小骨に注意しながら後上象限または後下象限に投与し（**図2**）、15 分程度仰臥位を維持してもらう。前下象限が最も安全に注入できる部位であるが、薬液を滞留させるスペースが限られるため逆流が避けられないのが難点である。投与部位については統一見解が得られておらず、施術中の患者さんの体勢（仰臥位、座位）、医師の施術時のスタイル（立ったまま施術、座って施術）なども施術者により異なるため、本手法が普及されていく段階で推奨される統一した方法を確立する必要があるかもしれない。

また、注入し吸収しきれなかった薬液はいずれ耳管を通り上咽頭へと流れ込む。苦味を訴える場合もあるため、あらかじめ苦味について伝えておくことも一考である。

さらに、施行時に患者が緊張していると鼓室内圧がかかり、注入した薬液が逆流してくることがあるため、リラックスを促すことで内圧の上昇を予防したり、注入直後に嚥下をお願いして圧を軽減させたり工夫を行っている。また、注入後は、薬液を患部に貯留できるよう注入耳側を上に傾け、顎を上げて安静を保つようにしている。

施術当日は日常生活を送ってもらえるが、大音量での聴音や飲酒を避けるよう、患者さんにアナウンスしている。

麻酔なしで行える

ステロイド鼓室内注入療法は耳に注射をする方法であり、施行のハードルとして痛みが懸念材料となる。

種々の報告では、ステロイド薬注入前に鼓膜表面の麻酔を行う施設もあるが、自施設では麻酔をせずにそのまま注入している。麻酔液が内耳に浸透すると、ステロイドの影響ではなく麻酔液の影響でめまいが起こることがある。いわゆる内耳麻酔である。

また一般に行われる鼓膜麻酔液はフェノールが鼓膜表皮層に腐食作用を及ぼし表面麻酔剤などの薬液の固有層への浸透により麻酔作用をきたす。フェノールの腐食作用は長期間持続するため、1 週間で 1 ～ 2 回鼓膜穿刺を行うと穿孔が残る可能性が考えられる。これらの理由から、自施設では麻酔をせずに鼓室内注入療法を行っている。

そこで懸念されるのが痛みであるが、実際に施行した患者さんへの主観での聞き取りでは、採血時の痛みを 10 とすると、平均 12 ～ 15 程度の痛みを生じているとの回答を得ており、麻酔を行わないことで痛みが増強していることが分かる。今後、鼓室内注入療法を進化させるためには、糖尿病患者がインスリン投与に用いるような、微細で痛みを感じにくい注射針の開発が望まれる。現在、研究では 29 G であれば 10 cm の長さでも折れることなく注入が可能となっている。

鼓室内注入療法を受けられる医療施設の実際

ステロイド鼓室内注入療法は、突発性難聴の治療としては保険診療が認められておらず、自費診療として行っている施設がほとんどである。また、正確な手技を求められるため、受けることのできる医療機関は限られ、探すことは容易ではない。鼓室内注入療法を行っている医療施設は年々増えてきているが、施設側も、医療事故等のトラブルが生

じるリスクや採算を考慮すると、現在においてもやはり導入への障壁が高い治療法といえる。また、施行時間はわずか数分だが、国から保険診療として認められてない治療法を希望する患者には、効果や副作用を充分に理解してもらう必要があるため、診察時間外を利用するなどして丁寧な説明を行い、本人の意思を確認して治療を行う手順が必要となる。また、保険適用外の治療法のため、倫理委員会での承認が必要であり、患者さんの利益を最優先できる精神を持ち合わせている医師、医療機関を探さなければならないことはハードルとなり得る。

各国で行われている
ステロイド鼓室内注入療法

では、果たして海外ではステロイド鼓室内注入療法はどのように評価されているか？

海外の耳鼻科領域の医学ジャーナルでは、鼓室内注入療法に関する論文に遭遇することも多いが、その効果は報告により差がある。

2019年に発表された米国耳鼻咽喉科頭頸部学会のガイドラインでは、サルベージ療法として「症状発現2～6週間後のステロイド鼓室内注入療法」を推奨しており、本邦でも2018年に発表された「急性感音難聴診療の手引き」にて初期治療としては推奨グレードC1、サルベージ療法としては推奨グレードB

に位置付けられている。本邦では保険適用ではないものの、その効果が認められている治療法と言える。

米国の保険制度は日本と異なり民間保険だが、鼓室内注入療法に対して手術手技に準じる高額な医療費を負担してくれることになっている。比較的軽度な処置である鼓室内注入療法に対し、手術と同程度の報酬が支払われるのは、鼓膜穿刺による鼓膜穿孔のリスクを考慮してのことであろう。たとえ手技が複雑でなくてもリスクが高い手技には同程度の報酬を支払うことで、施行する医師が増える。米国は、患者にとって利のある手技でも、病院の収益性が確保されなければ実施してもらえないからという事情がある。その米国では、鼓室内注入療法は既に day surgery（日帰り手術）に該当しているようである。

結び

鼓室内注入療法は耳鼻科医なら簡易であり誰でも可能である。しかし、肉眼、拡大鏡下、顕微鏡下かのいずれで行うか、注入部位、量、間隔、器具の選定、麻酔の有無など統一されたものはない。今後の幅広い議論が待たれる。

（なお、文献については、本書の他稿とほぼ重複するので本稿では割愛した。［著者］）

鼓室内注入療法の現状と課題

木村 優介[1]　大島 猛史[2]

[1] 日本大学医学部 耳鼻咽喉・頭頸部外科学分野、[2] 日本大学医学部 耳鼻咽喉・頭頸部外科学分野教授

【Keywords】ステロイド鼓室内注入療法、急性感音難聴、初期治療、サルベージ（救済）治療

Ⅰ. はじめに

　鼓室内に投与された様々な物質や薬剤が正円窓を経由して内耳へ移行することを利用して、鼓室内注入療法は様々な疾患に応用されている。1950 年代にメニエール病の治療として局所麻酔薬、アミノグリコシド系抗菌薬の鼓室内注入が報告され、1970 年代に耳鳴に対して局所麻酔薬の注入が報告されている。ステロイド薬も同様に鼓室内注入で内耳へ移行することが明らかにされ、これまでに耳鳴、メニエール病、急性感音難聴、顔面神経麻痺など様々な内耳疾患の治療に試みられてきた。特に、急性感音難聴の治療において、2019 年の American Academy of Otolaryngology-Head and Neck Surgery（AAO-HNS）のガイドラインで、ステロイド鼓室内注入療法（intratympanic steroid therapy：以下 ITS）は、サルベージ（救済）治療として "Recommendation" に位置づけられ[1]、本邦の「急性感音難聴の手引き 2018」でも、初期治療の ITS 単独は推奨グレード C1（科学的根拠はないが、行うよう勧められる）とステロイド全身投与と同様の推奨グレードとなっている。さらに、サルベージ治療において、ITS は推奨グレード B（科学的根拠があり、行うように勧められる）に位置づけられている[2]。鼓室内注入療法は、様々な内耳疾患に対し有効性が示されているが、国内では保険適用外であり、標準化がされておらず、普及に至っていない。

Ⅱ. 鼓室内注入療法の現状

　内耳は迷路骨胞に覆われており、血液脳関門に似た血液迷路関門によって薬剤の通過が制限され、血流速度が低いために薬物の全身投与の効果が限られる。そのため、局所投与の有用性が考えられてきた。中耳からの薬物の局所吸収は、1956 年に Schuknecht によってメニエール病の治療のためにストレプトマイシンを使用して最初に報告された[3]。鼓膜経由で中耳から薬理学的に活性をもつ化合物を投与し、有毛細胞、らせん神経節細胞、またはその他の標的細胞に到達させるためにはいくつかの障壁を克服する必要がある。薬剤

連絡先：〒 173-8610　東京都板橋区大谷口上町 30-1
日本大学医学部耳鼻咽喉・頭頸部外科学分野
木村 優介、大島 猛史
TEL：03-3972-8111(代表)　FAX：03-3972-1321(直通)
E-mail：kimura.yuusuke@nihon-u.ac.jp

は正円窓、卵円窓を経由して、内耳に作用すると考えられている。ヒト、げっ歯類、ネコ、サルの 正円窓膜は3層構造で、正円窓膜の厚さはヒトでは70μm とげっ歯類のモルモット（10〜30μm）、ラット（12μm）と比較すると厚いが、半透膜のような機能を持ち、化合物のサイズ、濃度、脂溶性、電荷、膜の厚さにより異なるが、抗菌薬、麻酔薬、毒素、アルブミン、1μm のラテックス球などさまざまな化合物に中耳から鼓室階への透過性が見出された[4]。中耳腔からの物質および粒子の取り込みは、粘膜上皮細胞の選択的かつ能動的なプロセスによって決定される。しかし、ヒト側頭骨の33%で、偽膜または線維性、脂肪プラグによって正円窓膜の閉塞が生じるという報告もあり[5]、この場合、卵円窓が薬剤吸収の経路と考えられる。卵円窓は球形嚢、卵形嚢、半規管を含む末梢前庭器を標的とした経路として有用である。卵円窓はアブミ骨底板でほぼ占められているが、アブミ骨輪状靭帯はタイトジャンクションが存在せず、ゲンタマイシンなどの特定の薬剤に関しては正円窓よりも吸収率がよいことが報告されている[6]。このように正円窓、卵円窓を介した局所薬物投与は、蝸牛、前庭の細胞を標的とする安全で効果的な方法であると考えられる。デキサメタゾンをマウスの鼓室内に注入し、蝸牛内の分布を経時的に調べた研究では、注入後60分に ピークとなり全回転のらせん靭帯、基底板、コルチ器、らせん神経節細胞が濃染される。正円窓膜を介して基底回転鼓室階に移行したステロイドは、鼓室階から前庭階・中央階へ、基底回転から頂回転へと拡散し、全回転のコルチ器に到達する[7]。

　急性感音難聴の治療におけるステロイドの役割は、①感染や炎症で上昇する腫瘍壊死因子（TNF-α および NF-κB）やサイトカイン（インターロイキン1、6）などの炎症性メディエーターの有害な影響から蝸牛を保護する、②蝸牛の血流を増加させ、蝸牛の虚血を回避する、③騒音による細胞障害の回避、④内耳におけるタンパク質合成の調節である[1]。モルモットモデルにおいて、経口または静脈内投与と比較して、鼓室経路を介してステロイド投与したほうが、デキサメタゾンの外リンパ濃度が高いことが示され、経鼓室のステロイド投与の有用性が示唆された[8,9]。

　Silverstein は1996年に初めて、ITS が急性感音難聴の治療に有効であることを示した[10]。通常、ITS は①初期治療、②ステロイド全身投与と併用する補助療法、③標準治療が失敗した後のサルベージ療法の3つの目的で使用される。ITS の治療効果は少なくともステロイド全身投与と同程度に効果的であり、ステロイド全身投与の無効例に対する救済治療、または糖尿病などの合併症がありステロイド全身投与がおこなえない患者の初期治療の有効な代替手段になり得る[11]。

　発症2週間以内の急性感音難聴の初期治療として、ITS とプラセボのランダム化比較試験は1つしかなく、ITS はプラセボと比較して聴力の早期回復をもたらすが、この研究では、ステロイド全身投与に対する長期的な優位性は証明できなかった[12]。初期治療としてのステロイド全身投与と ITS を比較したシステマティックレビューでは、ステロイド全身投与と ITS で効果に有意な差はなく[13]、2019年の AAO-HNS のガイドラインでも初期治療としてはステロイド全身投与と同様の "Option" に位置付けられている[1]。ITS の有害事象についてはステロイド全身投与よりも全身への影響は少ないものの、穿刺による痛み、一時的なめまい、感染症、永続的な鼓膜穿孔、および注射中の血管迷走神経反射の

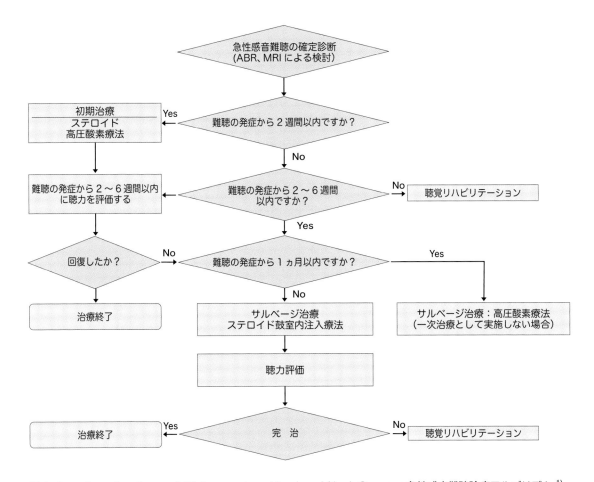

図1 American Academy of Otolaryngology-Head and Neck Surgery 急性感音難聴診療アルゴリズム [1]

可能性が考えられる。

　AAO-HNS ガイドラインでは、発症後 2 ～ 6 週間で急性感音難聴から完全に回復していない場合のサルベージ治療として、ITS を "Recommendation" に位置付けている[1]。「サルベージ」とは、全身または局所ステロイド投与、高圧酸素療法、および経過観察を含む初期の「治療」の失敗を指す。初期治療の失敗の明確な定義は存在しないが、急性感音難聴患者の多くは初期治療に完全または部分的に反応しない。最初の全身療法後に回復しない患者の場合、サルベージ治療としてのステロイド全身投与療法は推奨されていない。ただし、ITS は追加の聴力回復を得るオプ

ションとして提案されている。最初の診療ガイドラインが発表されて以来、5 つのランダム化比較試験、5 つのメタアナリシス、1 つのシステマティックレビューを含む、急性感音難聴のサルベージ治療としての ITS の使用を調査する追加の研究がなされ、実験方法の違いはあるが、大部分は ITS 後に聴力の改善を示した。サルベージ治療としての ITS は有益であることがわかっているため、従来のステロイド全身投与治療または経過観察にもかかわらず難聴が持続する場合は、治療が推奨される。サルベージ治療としての ITS を実施するかどうかの決定は、初期治療後の難聴残存の程度、患者の希望、および治療自

体のリスクと利点に基づいて判断する必要がある[1]。AAO-HNS ガイドラインでの診療アルゴリズムを図1に示す。初期治療については、ステロイド投与の記載はあるが、投与方法については記載されていない。発症1ヵ月以降のサルベージ療法については、ITS が推奨されている。

本邦では、「急性感音難聴の手引き 2018」に、初期治療の ITS は推奨グレード C1（科学的根拠はないが、行うよう勧められる）とステロイド全身投与と同様の推奨グレードとなっている。さらに、サルベージ治療において、ITS は推奨グレード B（科学的根拠があり、行うように勧められる）に位置づけられている[2]。しかし、このガイドラインでは、ITS を行う時期、薬剤の選択・容量、頻度・投与回数、投与方法、終了のタイミングなどについては述べられておらず、具体的に行う場合に施設間で異なるのが現状である。

本邦の鼓室内注入療法の実態を調査することを目的として、2019 年に全国アンケート調査が行われた[14]。「突発性難聴に対して経鼓膜的に鼓室内へステロイド等の薬剤注入を行ったことがありますか？」との問いに76 名中 53 名の 69.7% が行ったことがあると答え、年間の症例数は 10 例以上が 30.2%、5〜9 例が 15.1%、5 例未満が 54.7% であった。ITS を積極的にすすめていると回答したのは19 名、35.8% であった。このアンケート結果から急性感音難聴に対する ITS は約 7 割の医師で行われていたが、積極的に行っているのは約 3 割に留まっていることがわかった。ITS を行うタイミングについては、ステロイド全身投与後のサルベージ治療で行っているのが 96.2% と最多であった。有害事象については、治療が必要な有害事象を経験したのは、52.8% おり、鼓膜穿孔が 27 名と最多であっ

た。倫理対応として、院内の倫理審査承認後に行っているのは 18.9% のみで、倫理審査を申請せず通常診療の一環として行っているのが 81.1% であった。ITS が保険収載されれば、76.3% が積極的に行うと回答した[14]。

ステロイドだけでなく、蝸牛の有毛細胞の不可逆的な変性を保護する観点から成長因子であるインスリン様成長因子 -1（IGF-1）の鼓室内投与の有効性が示されている。ステロイド全身投与後の治療抵抗性の症例に対して、ITS と IGF-1 鼓室内投与の効果を比較した多施設無作為化臨床試験では、IGF-1 鼓室内投与で有意に純音聴力検査の変化率がよい結果であり、投与後の鼓膜穿孔も認めず重篤な有害事象も認めなかった[15]。また、c-Jun N 末端キナーゼ（JNK）阻害剤である AM-111 の急性感音難聴に対する有効性、安全性を検証する第 III 相、無作為化、二重盲検、プラセボ対照試験では、AM-111 の有意な治療効果が示された[16]。このように急性感音難聴に対するステロイド以外の新規薬剤の使用が検討されている。

III. 鼓室内注入療法の課題

ITS の課題としては、ステロイドの種類・濃度、投与方法、投与開始時期、投与頻度、ステロイド全身投与との併用の有無について統一された方法はなく、研究では、鼓膜換気チューブを介したステロイド点耳による患者の自己投与から、外来での 1 日 1 回から週 1回以下の医師による投与まで、さまざまな研究が行われており、初期治療としての ITS の治療効果の評価が困難な要因となっている。投与するステロイドの種類はデキサメタゾンまたはメチルプレドニゾロンであり、コルチコステロイド濃度は研究によって大きく

表1 急性感音難聴に対するステロイド鼓室内注入療法の American Academy of Otolaryngology-Head and Neck Surgery ガイドライン[1]

ステロイド鼓室内注入療法	
治療のタイミング	1. 即時 2. サルベージ（救済）：初期治療が失敗した後、または症状の発症から2週間以降
用量	1. デキサメタゾン：24 mg/mL または 10 mg/mL 2. メチルプレドニゾロン：40 mg/mL または 30 mg/mL
期間／頻度	0.4〜0.8 mL を中耳腔に2週間にわたって最大4回注入
投与方法	1. 中耳をステロイド溶液で満たす 2. 臥位で患側耳を上にして15〜30分間安静を保持
モニタリング	聴力検査は治療の完了時、または投与と投与の間におこなう。 投与間の検査は、難聴が解消された場合に治療を早期に早終了させるのに有用。 治療終了後に鼓膜を確認して、穿孔がないことを確認。
変更	複数回の投与を計画している場合は、鼓膜換気チューブを挿入できるが、これにより鼓膜穿孔のリスクが高まる。

異なり、多くの論文は、デキサメタゾン（4, 10, 24 mg/mL）およびメチルプレドニゾロン（30 mg/mL, 40 mg/mL またはそれ以上）で行われている。濃度による違い検討した論文では、デキサメタゾン 10 mg/mL または 24 mg/mL での治療効果を比較し、純音聴力検査上 30 dB 以上改善した割合はそれぞれ 17% と 53% で有意に 24 mg/mL の方が改善率がよく、ステロイド濃度が高いほうが良い結果が得られる傾向にあった[17]。日本で市販されている 4 mg/mL のデキサメタゾンを使用した検討でも有効性は示されており、本邦においてもデキサメタゾンの効果は期待できると思われる。投与方法は経鼓膜穿刺もしくは鼓膜切開後の鼓膜換気チューブ経由が最も頻繁に利用されている。ITS のサルベージ治療の開始時期は5つの RCT のうち4つが、ステロイド全身投与治療の完了から7日以内となっている。投与頻度については、AAO-HNS ガイドライングループでは、週に1回、最大で3回または4回の注射を行い、聴力が回復するか、4回目の注射後に中止することを推奨している。5つの RCT はすべて、穿刺針による鼓室内投与法で、2週間にわたって少なくとも4回の注射をおこなっている。表1に示す通り、AAO-HNS のガイドラインでは、ITS の方法について記載されており、方法の統一化がなされてきている。治療時期は、即時または、初期治療が失敗した後、または症状の発症から2週間後以降のサルベージ治療とする。薬剤の用量としては、デキサメタゾンでは、24 mg/mL または 10 mg/mL、メチルプレドニゾロンでは 40 mg/mL または 30 mg/mL、投与間隔、期間は、0.4〜0.8 mL を中耳腔に2週間にわたって最大4回注入となっている。投与方法は中耳をステロイド溶液で満たし、臥位で患側耳を上にして15〜30分間安静を保持する。聴力検査は、

治療の完了時、または投与間の検査は、難聴が解消された場合に治療を早期に終了させるのに有用である。複数回の注入を予定している場合は鼓膜チューブ留置を考慮するが、鼓膜穿孔のリスクが上昇する[1]。

本邦において、「急性感音難聴の手引き2018」では、ITS を行う時期、薬剤の選択・容量、頻度・投与回数、投与方法、終了のタイミングなどについては述べられておらず、ITS の標準化やガイドラインが必要である。急性感音難聴だけではなく、耳鳴、メニエール病、顔面神経麻痺でも鼓室内注入療法がおこなわれている。今後、多くの内耳疾患に対し、ステロイドだけではなく、様々な薬剤が鼓室内注入療法で使用されると予想される。現在、未承認又は適応外の医薬品等を用いる場合、臨床研究法により特定臨床研究などの倫理委員会の申請が必要となっている。ITS

はその有効性は示されているが、保険適応されていないため、積極的に行う障壁となっていると考えられる。今後、鼓室内注入療法の保険収載に向けた特定臨床研究・医師主導治験によるデータの集積が必要である。

Ⅳ. まとめ

急性感音難聴に対するステロイド鼓室内注入療法の有効性は示されており、初期治療としての ITS 治療の推奨度はステロイド全身投与と同等であり、サルベージ治療においては、ステロイド全身投与より高い推奨度となっている。ITS は急性感音難聴治療の有用な選択肢の一つであるが、保険収載されておらず、施行への障壁となっており、本邦での治療法の統一化とデータの集積が必要である。

［参考文献］

1. Chandrasekhar SS, Tsai Do BS, Schwartz SR, et al. Clinical Practice Guideline: Sudden Hearing Loss (Update). Otolaryngology--head and neck surgery : official journal of American Academy of *Otolaryngology-Head and Neck Surgery*. 2019;161:S1-S45.
2. 日本聴覚医学会編. 急性感音難聴診療の手引き. 金原出版. 東京. 2018.
3. Schuknecht HF. Ablation therapy for the relief of meniere's disease. *The Laryngoscope*. 1956;66:859-859.
4. Goycoolea MV, Lundman L. Round window membrane. Structure function and permeability: A review. *Microscopy Research and Technique*. 1997;36:201-211.
5. Alzamil KS, Linthicum FH. Extraneous round Window Membranes and Plugs: Possible Effect on Intratympanic Therapy. *Annals of Otology, Rhinology & Laryngology*. 2000;109:30-32.
6. King EB, Salt AN, Kel GE, et al. Gentamicin administration on the stapes footplate causes greater hearing loss and vestibulotoxicity than round window administration in guinea pigs. *Hearing Research*. 2013;304:159-166.
7. Hargunani CA, Kempton JB, DeGagne JM, et al. Intratympanic Injection of Dexamethasone: Time Course of Inner Ear Distribution and Conversion to Its Active Form. *Otology & Neurotology*. 2006;27:564-569.
8. Parnes LS, Sun A-H, Freeman DJ. Corticosteroid Pharmacokinetics in the Inner Ear Fluids: An Animal Study Followed by Clinical Application. *The Laryngoscope*. 1999;109:1-17.
9. Chandrasekhar SS. Intratympanic Dexamethasone for Sudden Sensorineural Hearing Loss: Clinical and Laboratory Evaluation. *Otology & Neurotology*. 2001;22:18-23.

10. Silverstein H, Choo D, Rosenberg SI, et al. Intratympanic Steroid Treatment of Inner Ear Disease and Tinnitus (Preliminary Report). *Ear, Nose & Throat Journal*. 1996;75:468-488.

11. Seggas I, Koltsidopoulos P, Bibas A, et al. Intratympanic Steroid Therapy for Sudden Hearing Loss: A Review of the Literature. *Otology & Neurotology*. 2011;32:29-35.

12. Filipo R, Attanasio G, Russo FY, et al. Intratympanic steroid therapy in moderate sudden hearing loss: A randomized, triple-blind, placebo-controlled trial. *The Laryngoscope*. 2013;123:774-778.

13. Crane RA, Camilon M, Nguyen S, et al. Steroids for treatment of sudden sensorineural hearing loss: A meta-analysis of randomized controlled trials. *The Laryngoscope*. 2015;125:209-217.

14. 岡田昌浩, 羽藤直人, 吉田尚弘, 他. 経鼓膜的鼓室内注入療法に関するアンケート集計結果報告. Otology Japan. 2020;30:91-96.

15. Nakagawa T, Kumakawa K, Usami S, et al. A randomized controlled clinical trial of topical insulin-like growth factor-1 therapy for sudden deafness refractory to systemic corticosteroid treatment. *BMC Medicine*. 2014;12:219.

16. Staecker H, Jokovic G, Karpishchenko S, et al. Efficacy and Safety of AM-111 in the Treatment of Acute Unilateral Sudden Deafness-A Double-blind, Randomized, Placebo-controlled Phase 3 Study. *Otology & neurotology*. 2019;40:584-594.

17. Alexander TH, Harris JP, Nguyen QT, et al. Dose Effect of Intratympanic Dexamethasone for Idiopathic Sudden Sensorineural Hearing Loss: 24 mg/mL Is Superior to 10 mg/mL. *Otology & Neurotology*. 2015;36:1321-1327.

内耳への薬剤局所投与と内耳基礎（生理、免疫）

神崎 晶

国立病院機構東京医療センター 臨床研究センター 聴覚・平衡覚研究部聴覚障害研究室室長

【Keywords】 薬物動態、鼓室内注入、基礎実験、内耳病態

はじめに

内耳はその外側に鼓膜が存在するものの、外耳道経由で比較的アプローチしやすく、薬液投与も比較的行いやすい位置に存在する[1]。また、内耳の内部は液体で満たされており、薬剤が内耳にいったん入ると内耳内に拡散しやすく、内耳は骨壁や膜で囲まれているため、内耳の外部には薬液が拡散しにくい特徴がある。一方で、内耳を包む骨や膜に小孔を開窓して薬剤を強く注入しても、注入液による圧が機械的ダメージを起こし、注入後に外リンパ液などの漏出によって内耳機能を低下させてしまうため、内耳を開窓せずに投与を行う必要がある。

なお、本稿で扱う局所投与とは、鼓膜を切開ないし穿刺して薬物投与を行う鼓室内注入を含んでいるものとしてご理解いただきたい。

実際に内耳に移行した薬物ならびに外リンパ液を採取することで薬物濃度を測定するが、上記理由でヒト内耳から薬液を測定する

ことは、ある一定の条件（人工内耳手術など）を除けば不可能であり、倫理的にも問題が生じる。したがって、局所投与や全身投与による内耳薬物動態の解析やドラッグデリバリーシステム（DDS）の発見のために動物実験は必須となり、基礎的研究は今後も重要である。

また、動物においてもヒトにおいても、局所注入の結果に個体差が生じてしまうことがあり、ある程度のばらつきが出ることは覚悟してデータを見る必要がある。

局所に注入された薬物に関する基礎実験は複数存在する。今まで、ステロイド薬が最も検討されている。使用されたステロイドの種類としては、デキサメサゾン、メチルプレドニゾロン、プレドニゾロンが多い[2]。

なおデキサメサゾンは、半減期が36～54時間、糖質コルチコイド作用はヒドロコルチゾンの25～30倍あり、鉱質コルチコイド作用はまったくない。メチルプレドニゾロンの半減期は12～36時間で、鉱質コルチコイド作用はほぼなく、糖質コルチコイド作用はヒドロコルチゾンの5倍ある。

特にモルモットの実験では、デキサメサゾン、プレドニゾロンの移行量が多いことが報告されている[2]。

内耳への投与経路としては局所投与（鼓室

連絡先：〒 152-8902 東京都目黒区東が丘 2-5-1
独立行政法人国立病院機構 東京医療センター
臨床研究センター 聴覚・平衡覚研究部聴覚障害研究室
神崎 晶
TEL: 03-3411-0111 FAX: 03-3411-0185
E-mail: sho.kanzaki@kankakuki.jp

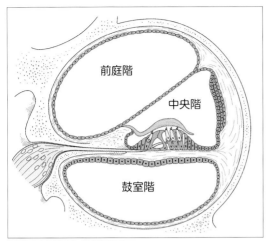

図1 内耳蝸牛の断面図

内注入）と全身投与があり、全身投与には経口投与と静脈注射がある。

計 測

実験手法としては、高速液体クロマトグラフィー（HPLC）、ラジオイムノアッセイ（RIA）がある[2]。同一個体の体内から薬液を採取している場合とそうでない場合があり、前者の場合の方が、結果がばらつく可能性があることを踏まえて検討されている。

動物実験における内耳移行量

内耳蝸牛は鼓室階、中央階、前庭階に分けられる。鼓室階、前庭階は外リンパ液、中央階は内リンパ液で満たされる（**図1**）

鼓室階外リンパ液への移行量を解析した結果では（**表1**）、モルモットではデキサメサゾンで、0.22～2.6 μg/mL [2～5]、プレドニソロンで952 μg/mL [6]、ヒトではメチルプレドニソロンで6.7 μg/mL の濃度が得られた[7]。一方、内耳障害に対して効果を示すことができるステロイド濃度については不明である。

モルモットでは、鼓室内注入によるデキサメサゾン、プレドニソロンの移行濃度は静脈注射や経口投与など全身投与と比較して有意に高い[2]。鼓室階外リンパへの濃度は全身投与によるステロイドの移行濃度と比較して鼓室内注入によるそれと比較して24.7～189.6倍と高く[2]、移行濃度は注入後1～3時間で

表1 ステロイド鼓室内注入による鼓室階外リンパへの移行濃度

報告者	対象	測定法	暴露時間	外リンパ濃度
野村（1982）Dex	モルモット n＝3	HPLC	15分	1.3 μg/mL
佐藤（1989）Dex	モルモット n＝7	RIA	3時間	2.6 μg/mL
Parnes（1999）Dex	モルモット n＝6	HPLC	30分	1.55 μg/mL
Chandrasekhar（2000）Dex	モルモット n＝15	RIA	15分、30分、60分	0.13～0.22 μg/mL
Bachmann（2001）PSL	モルモット n＝9	HPLC	15分～16時間（採取時間）	18.7～952 μg/mL
Bird（2007）MSPL	ヒト n＝39	HPLC	0.3～2.2時間	6.7 μg/mL

（文献2より引用）

ピークに達し、24時間以内に消失する[2]。

興味深いことに、ヒトにおいてもメチルプレドニゾロン投与で24倍の内耳移行濃度が報告されており、上記の動物実験と同じような薬物動態が観察されている。

内耳への移行

さらに全回転において、らせんじん帯、コルチ器、らせん神経節に拡散し分布することが報告されている[2]。内耳外リンパを得るために頂回転からサンプルを採取し、コンピュータシミュレーションを使った解析結果では、正円窓から濃度勾配が発生し、蝸牛頂回転ではより低い濃度になることが予測されている[7]。

投与法の違いによる移行量

前述の通り、鼓室内注入は全身投与より内耳への移行量が多いことが報告されている。

ステロイドではないものの、ルシフェラーゼ酵素を内耳で発現しているマウスを用いて、ルシフェリンと呼ばれる蛍光物質をさまざまなアプローチで投与して、以下のようなことが判明した[8]。

静脈注射では投与量に応じて内耳に移行した。また、鼓室内注入＞静脈注射＞経口投与、の順で内耳移行量が多かった[9,10]。内耳への静脈投与量を増やすと内耳により多く到達する傾向にあった[11]。

さらに、鼓室内注入による移行量と静脈注射による移行量のそれぞれの和は、同時に局所・静脈注射による併用投与した移行量の方が多かった[9]。したがって、鼓室内注入と静脈投与の同時併用は効果が高いことが示唆される。臨床研究においても同時併用投与

はSalvage治療として効果的である報告もあり、この機序の解明と臨床での効果に関するエビデンスの確立が期待される[12]。

内耳への直接投与は人工内耳治療成績を向上させるべく、らせん神経細胞数を増加させる成長因子のような薬物、蝸牛内の骨・線維組織増殖を予防すべくステロイドなどの検討がされている。

正円窓膜と卵円窓膜

局所に投与して正円窓膜ないし卵円窓膜を介して内耳に薬物が到達するものと考えられている。正円窓か卵円窓膜経由のどちらが優位か、あるいはどちらも同じ程度かについては、なお議論がある。卵円窓膜上にはアブミ骨底板があり、正円窓膜と比較して透過しうる膜面積も極めて少ないことから正円窓について研究がされている。

正円窓膜は3層構造であり、外側上皮、結合組織の中層、および内上皮で構成される。内耳との間の物質の吸収と分泌に関与し、膜全体が耳の防御システムに役割を果たしている。外リンパに配置されたカチオン性フェリチンおよび1ミクロンの微小球は、膜の内上皮細胞によって取り込まれるようになるが、その透過性は選択的であり、サイズ、濃度、脂肪溶解度、電荷、および膜の厚みによって規定される。物質の通過は正円窓膜の外上皮で決定されている[13]。

さらに、正円窓膜の薬物透過性を向上させるための研究もされており、ヒスタミンやヒアルロン酸などが報告されている[5]。特にヒスタミンは透過性を高める薬剤であり、内耳にも有害ではないことが報告されている[14]がまだまだ検証が必要である。ヒアルロン酸も人工内耳などに使用されており安全性が高

いことから、これらの薬剤が有効である。

　また、透過性とは別に、薬液が嚥下によって耳管経由で中耳から排泄されてしまうことから、粘性の高い基材を用いることで、薬液が耳管に排泄されにくくなり、留置時間が延長し、結果的に内耳への徐放作用を有することができる。

　ゼルフォームなどに薬剤を浸して正円窓膜上に配置することで徐放作用が期待できるかもしれないが、逆にゼルフォーム内に留まりすぎて薬が内耳に移行しない状況も想定されるため、今後の検討が必要である。

偽　膜

　ヒトにおいては、正円窓膜の上に偽膜、線維化、脂肪組織が覆う例が33％存在することが報告されている[15]。筆者らは基礎研究で正円窓膜上に筋膜を留置した際に、薬物移行量が低下されることを示した[16]。偽膜は筋膜とは同じ成分ではないものの、薬物移行を阻害している可能性が高く、これらの偽膜を除去することで本来の薬物の効果が発揮されることを示した。より多くの薬物投与量を内耳に注入したい場合は、必ず偽膜を確認し、存在すれば低侵襲に除去することが必要である。

前　庭

　蝸牛への投与についてまとめてきた。もちろん正円窓や卵円窓経由でも前庭器に薬物が到達すると考えられるが、前庭への薬物動態についての解析は少ない。マウスにおいて正円窓投与に加えて半規管に瘻孔を増設して投与し、注入前後で前庭感覚誘発電位に影響を与えなかったとする報告がされている[17]。

ただし、ヒトでは侵襲性を考えると臨床への適用は難しいと考える。

突発性難聴と内耳障害と免疫反応

　突発性難聴が原因不明の難聴であり、当然のことながら病態モデルが存在しないが、内耳障害モデルの一つである急性音響外傷モデル動物において Nuclear factor kappa B（NF-κB）と呼ばれる転写因子が内耳で関与していることが報告されている[18]。その転写因子は炎症性サイトカインを発現させる。音響外傷モデルでは、IL-1,6 などの炎症性サイトカインが発現する[19] ことから、転写因子の関与が考えられる。さらに、側頭骨病理の解析から、突発性難聴患者では、ウイルス感染による NF-κB の関与が示唆されている[20]。前述した通り、突発性難聴の病態は不明であり、ウイルス感染も可能性としては考えられるが、原因のすべてがウイルス感染ではないことも踏まえる必要はあるが、この転写因子はステロイドで低下しうる物質であり、前述した病態とステロイドの関与を考えると興味深い。

　上記の炎症性サイトカインは、マクロファージを内耳に誘導するが、この反応が内耳にとって保護的に作用するのか、あるいは障害を及ぼすのか、あるいはいずれにも作用するのかは、まだ不明である。

将来の展望

　鼓室内注入を含む局所投与は、他の投与法と比較して、内耳に多くの薬物を移行させることが示されたが、薬物が多く到達することでさらなる効果が高まるのか、という疑問がある。病態が完全に解明されていない疾患に

対して、内耳における薬理効果が不明である中で治療が行われており、この解明に向けて、基礎研究はこれからも必要である。さらに、内耳は容量が非常に小さい感覚器であり、薬物移行量にも限界があることから、大量に投与できたとしても内耳薬物量がプラトーに達してしまうかもしれない。

現在はステロイド薬や抗生物質であるゲンタマイシンなどのアミノグリコシド系薬が局所注入されている。今後、有毛細胞やらせん神経細胞を標的とした再生医療を含む治療薬が開発された際には、副作用などの観点から全身投与が難しい場合も想定される。新薬開発のたびに、鼓室内注入による内耳移行濃度の解析は必須となることから、外・内リンパ液への移行濃度を同一個体で経時的に測定できる簡易計測システムを確立すること、さらにはヒト内耳への薬液移行に関するシミュレーションも発展させる必要がある。

今後さらに低侵襲で実施できる局所投与法を確立することも重要である。偽膜を簡便かつ安全に除去しうる極細内視鏡の開発もその一つであろう。

結 論

基礎研究に基づいた結果として臨床の場には以下のことに留意されたい。
1) 静脈注射、経口投与よりも鼓室内注入の方が内耳に薬液が到達しやすい。さらに左記の同時併用投与によって、より多くの薬液が内耳に到達しやすい。
2) ステロイドの中では、デキサメサゾンやメチルプレドニゾロンが局所投与としては内耳への移行が良い。
3) 内耳に薬物が到達しない要因として、正円窓膜に偽膜などが存在し、ブロックされている可能性があるため、正円窓膜の観察が必要になる。
4) 内耳障害に対するステロイドの作用機序については基礎・臨床研究含め、さらなるエビデンスの構築が必要である。

［参考文献］

1. Kanzaki S. Gene Delivery into the Inner Ear and Its Clinical Implications for Hearing and Balance. *Molecules*. 2018;23(10):2507. doi: 10.3390/molecules23102507.
2. 佐藤宏昭, 鼓室内注入による内耳へのステロイド移行に関する基礎研究. *Otology Japan* 2011;21(2):157-160.
3. 野村恭也, 蝸牛窓に関する研究. 日耳. 1982;85:1412 -1424.
4. Parnes LS, Sun AH, Freeman DJ. Corticosteroid pharmacokinetics in the inner ear fluids: an animal study followed by clinical application. *Laryngoscope*. 1999;109(7 Pt 2):1-17.
5. Chandrasekhar SS, Rubinstein RY, Kwartler JA, Gatz M, Connelly PE, Huang E, Baredes S. Dexamethasone pharmacokinetics in the inner ear: comparison of route of administration and use of facilitating agents. *Otolaryngol Head Neck Surg*. 2000;122(4):521-8.
6. Bachmann G, Su J, Zumegen C, Wittekindt C, Michel O. [Permeability of the round window membrane for prednisolone-21-hydrogen succinate. Prednisolone content of the perilymph after local administration vs. systemic injection]. *HNO*. 2001;49(7):538-42. doi: 10.1007/s001060170078.

7. Plontke SK, Biegner T, Kammerer B, Delabar U, Salt AN. Dexamethasone concentration gradients along scala tympani after application to the round window membrane. *Otol Neurotol*. 2008;29(3):401-6.doi:10.1097/MAO.0b013e318161aaae.

8. Kanzaki S, Fujioka M, Yasuda A, Shibata S, Nakamura M, Okano HJ, Ogawa K, Okano H. Novel in vivo imaging analysis of an inner ear drug delivery system in mice: comparison of inner ear drug concentrations over time after transtympanic and systemic injections. *PLoS One*. 2012;7(12):e48480. doi:10.1371/journal.pone.0048480.

9. Li Y, Kanzaki S, Shibata S, Nakamura M, Ozaki M, Okano H, Ogawa K. Comparison of Drug Availability in the Inner Ear After Oral, Transtympanic, and Combined Administration. *Front Neurol*. 2021;12:641593. doi: 10.3389/fneur.2021.641593. eCollection 2021.PMID: 34497573

10. Li Y, Kanzaki S, Shibata S, Nakamura M, Ozaki M, Okano H, Ogawa K.Comparison of inner ear drug availability of combined treatment with systemic or local drug injections alone. *Neurosci Res*. 2020;155:27-33. doi: 10.1016/j.neures.2019.07.001. Epub 2019 Jul 3.PMID: 31278973

11. Kanzaki S, Watanabe K, Fujioka M, Shibata S, Nakamura M, Okano HJ, Okano H, Ogawa K. Novel in vivo imaging analysis of an inner ear drug delivery system: Drug availability in inner ear following different dose of systemic drug injections. *Hear Res*. 2015;330 (Pt A) :142-6. doi: 10.1016/j.heares.2015.09.018. Epub 2015 Oct 3.PMID: 26435094

12. Zhou Y, Hongliang Zheng, Qing Zhang, Peter A Campione Early transtympanic steroid injection in patients with 'poor prognosis' idiopathic sensorineural sudden hearing loss. *ORL; Journal for Oto-rhino-laryngology and Its Related Specialties*. 2011;73(1):31-7.2011

13. Goycoolea MV, Lundman L, Round window membrane. Structure function and permeability: a review. *Microsc Res Tech*. 1997;1; 36(3):201-11. doi: 10.1002/(SICI)1097-0029(19970201)36:3<201::AID-JEMT8>3.0.CO;2-R.DOI: 10.1002/(SICI)1097-0029 (19970201)36:3<201::AID-JEMT8>3.0.CO;2-R

14. Creber NJ, Eastwood HT, Hampson AJ, Tan J, O'Leary SJ. Adjuvant agents enhance round window membrane permeability to dexamethasone and modulate basal to apical cochlear gradients. *European Journal of Pharmaceutical Sciences*. 2019; 126:69-81. doi: 10.1016/j.ejps.2018.08.013.

15. Alzamil KS, Linthicum Jr. FH. Extraneous round window membranes and plugs: possible effect on intratympanic therapy. *Ann Otol Rhinol Laryngol*. 2000;109:pp.30-32

16. Kanzaki S, Saito H, Inoue Y, Ogawa K.A new device for delivering drugs into the inner ear: otoendoscope with microcatheter. *Auris Nasus Larynx*. 2012;39(2): 208-11.doi:10.1016/j.anl.2011.04.006.

17. Raghu V, Ramakrishna Y, Burkard RF, Sadeghi SG. A novel intracochlear injection method for rapid drug delivery to vestibular end organs. *J Neurosci Methods*. 2020;341:108689. doi: 10.1016/j.jneumeth.2020.108689.

18. Masuda M, Nagashima R, Kanzaki S, Fujioka M, Ogita K, Ogawa K. Nuclear factor-kappa B nuclear translocation in the cochlea of mice following acoustic overstimulation. *Brain Res*. 2006;1068 (1) :237-47. doi: 10.1016/j.brainres.2005.11.020.

19. Fujioka M, Kanzaki S, Okano HJ, Masuda M, Ogawa K, Okano H.J Proinflammatory cytokines expression in noise-induced damaged cochlea. *Neurosci Res*. 2006;83(4):575-83. doi: 10.1002/jnr.20764.

20. Saumil N Merchant, Marlene L Durand, Joe C Adams. Sudden deafness: is it viral? Hear Res. 2002;169(1-2):112-20. doi: 10.1016/s0378-5955(02)00347-7. *ORL J Otorhinolaryngol Relat Spec*. 2008;70(1):52-60; discussion 60-62. doi: 10.1159/000111048.

ステロイド鼓室内注入療法の経験

鈴木 秀明

産業医科大学医学部 耳鼻咽喉科・頭頸部外科 教授

【Keywords】突発性難聴、ステロイド鼓室内注入、ステロイド全身投与、高気圧酸素療法

ステロイド鼓室内注入療法

ステロイド鼓室内注入療法は、正円窓を通して鼓室から蝸牛内に高濃度のステロイドが移行することを利用した治療法であり、血中へのステロイド移行がひじょうにわずかな量にとどまるため、重症の糖尿病、高血圧、肝機能障害、消化性潰瘍等の基礎疾患があっても合併症をほとんど来すことなく施行することができる。この治療法は1990年代後半から、内リンパ水腫、術後の内耳障害、髄膜炎後難聴、自己免疫性難聴、Ramsay-Hunt症候群、突発性難聴など、種々の内耳疾患に対して行われてきた[1]。なかでも突発性難聴に対するステロイド鼓室内投与療法については、2000年代以降、相次いで報告がなされている。

突発性難聴の治療

突発性難聴は原因不明の急性感音難聴であ

連絡先：〒807-8555 福岡県北九州市八幡西区医生ヶ丘1-1
産業医科大学医学部 耳鼻咽喉科・頭頸部外科
鈴木秀明
TEL: 093-691-7448　FAX: 093-601-7554
E-mail: suzuhyde@med.uoeh-u.ac.jp

り、近年その発生頻度は増加傾向にあるといわれている。本疾患の病態は疾患の定義上不明であるが、循環障害説、ウイルス感染説、自己免疫説などが提唱されている。治療はステロイド全身投与が最も広く行われており、併用療法もしくは代替療法として、循環改善薬、代謝賦活薬、ビタミン薬、抗凝固薬、血栓溶解薬、星状神経節ブロック、脱線維素原療法、プロスタグランジン製剤、インターフェロン、高気圧酸素療法、carbogen、マグネシウム製剤、ステロイド鼓室内注入療法などさまざまなものがある。しかし原因が不明であることも相俟って、決め手となる治療法は定まっていない。上記の治療法のうち無作為化対照試験により有効性が示された治療法には、ステロイド全身投与、ステロイド鼓室内注入、星状神経節ブロック、脱線維素原療法、マグネシウム製剤などがある。しかしいずれの治療法にも一定の限界があり、2つ以上の治療法を併用することで有効性を高める試みがこれまでなされてきたが、その優劣についても結論が出ていないのが現状である。

従来から現在に至るまで最も広く行われている治療であるステロイド全身投与の有効性は、1980年代にWilsonら[2]が行った無作為化二重盲検不活性プラセボ対照試験と

いう、厳密な臨床試験によって示された。しかし 2012 年に Nosrati-Zarenoe ら[3] は、無作為化三重盲検不活性プラセボ対照試験によりその有効性を否定するデータを報告しており、突発性難聴に対するステロイド全身投与の有効性は必ずしも確立したものではない。無治療下の突発性難聴の聴力予後についても数少ないながら報告がある。Mattox ら[4] は突発性難聴患者の無治療群と治療群との間には差がなかったと報告したが、群割付けなどの設定に問題があり、治療しなくてもよいとするにはエビデンスが不足している。

突発性難聴に対する
ステロイド鼓室内注入療法

突発性難聴に対するステロイド鼓室内注入療法は、1999 年に最初に報告され[1]、その後、2000 年代に入ってから多くの臨床研究がなされてきた。当初はステロイド全身投与など他の治療法で聴力改善効果のなかった症例に対する救済治療として行われたが、近年では第 1 選択治療としても積極的に行われている。

渉猟したところ、ステロイド鼓室内注入療法を突発性難聴に対する第 1 選択治療として行った無作為化対照試験の報告は 10 報見出された[5~14]。このうち 5 報はステロイド鼓室内注入療法が有効であることを示している[5, 6, 10, 11, 14]。Filipo ら[1] はステロイド注入群と生食注入群との盲検比較試験を行い、治療開始から 7 日後の治癒率はステロイド注入群のほうが有意に高いことを見出した。Ahn ら[6] と Gundogan ら[11] はステロイド全身投与単独よりも鼓室内注入を加えたほうが有効性が増すことを報告した。さらに Battaglia ら[5] と Tong ら[14] はステロイド鼓室内注入療法単独の効果がステロイド全身投与を上回

ることを示した。しかし残りの 5 報ではステロイド鼓室内注入療法の優位性は示されていない[7~9, 12, 13]。後者の 5 報のうち 4 報の治療試験では、ステロイド鼓室内注入療法はステロイド全身投与なしの単独で行われており[7~9, 12]、ステロイド全身投与を行った対照群との比較検討の形となっている。以上のことから、ステロイド全身投与＋鼓室内注入については優位性がほぼ確実であるが、ステロイド鼓室内注入単独の場合はステロイド全身投与単独に対しての優位性は確実ではないと解釈するのが妥当である。その理由として考えられることは、解剖学的・組織学的な要因から、鼓室内に投与したステロイドが正円窓に到達しない、もしくは正円窓膜を透過しない可能性があり、この弱点を補完するために全身投与の併用が必要なのかも知れない[15]。

American Academy of Otolaryngology-Head and Neck Surgery Foundation の突発性難聴診療ガイドライン[16] では、strong recommendation に該当する治療はなく、唯一の recommendation が救済治療としてのステロイド鼓室内投与である。ちなみにこのガイドラインではステロイド全身投与と高気圧酸素療法が option であり、抗ウイルス薬、血栓溶解薬、血管拡張薬、血管作動薬、抗酸化薬については strong recommendation against すなわち投与すべきではないとされている。

当科におけるステロイド鼓室内
注入療法の治療成績

われわれは当科における従来の治療成績およびこれまでの論文報告などに基づき、2009 年以降現在まで、ステロイド全身投与＋鼓室内投与療法を第 1 選択治療として行ってきた。そしてステロイド全身投与を基本とし、これに高気圧酸素療法を併用するよりもステ

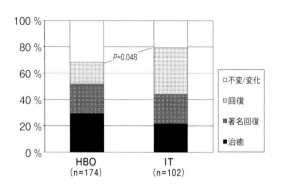

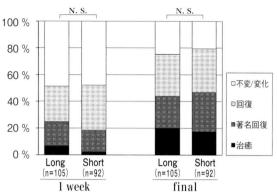

図1 突発性難聴に対する高気圧酸素療法とステロイド鼓室内注入療法との比較（文献15より引用）

対象は grade 2 以上の突発性難聴患者。全症例でステロイド全身投与（コハク酸ヒドロコルチゾンを 400 mg から漸減）を行い、加えて HBO 群では高気圧酸素療法（2.5 気圧×60 分×10 回）、IT 群ではデキサメタゾン（1.65 mg/0.5 mL）の鼓室内注入を 4 回（day 1、8、15、22）行った。効果判定は厚生省特定疾患急性高度難聴調査研究班の基準に従った。IT 群では HBO 群に比べて回復以上となる率が有意に高かった（χ^2 検定）。

図2 突発性難聴に対するステロイド鼓室内注入療法の投与間隔による比較（文献17より引用）

対象は grade 2 以上の突発性難聴患者。全症例でステロイド全身投与（プレドニゾロンを 100 mg から漸減）を行い、加えて Long 群では day 1、8、15、22 の 4 回、Short 群では day 1、2、4、7 の 4 回、デキサメタゾン（1.65 mg/0.5 mL）の鼓室内注入を行った。効果判定は厚生省特定疾患急性高度難聴調査研究班の基準に従った。治療開始から 1 週間後においても最終聴力においても両群間に有効性の差はなかった。

表1 当施設における現在の突発性難聴治療プロトコール

Days 1-2	100 mg prednisolone/100 mL saline d.i.v. + dexamethasone (1.65 mg/0.5 mL) i.t.
Day 3	100 mg prednisolone/100 mL saline d.i.v.
Days 4-6	50 mg prednisolone/100 mL saline d.i.v.
Days 7-9	25 mg prednisolone/100 mL saline d.i.v.
Days 10-12	10 mg prednisolone p.o.
Days 13-14	5 mg prednisolone p.o.

d.i.v. = dripping intravenous infusion
i.t. = intratympanic injection
p.o. = peroral administration

ロイド鼓室内注入療法を併用するほうが有効性が高いことを報告した（**図1**）[15]。

実際のステロイド鼓室内注入法にはいろいろなバリエーションが報告されている。注入するステロイド薬の種類については、dexamethasone、prednisolone、methyl-prednisolone などの報告がある。当科ではこれまでの経験から、注入時に痛みを伴うことがほとんどない dexamethasone を使用している。投与間隔については毎日～週1回、総投与回数については3～8回とさまざまな

プロトコールが報告されており、大きな幅がある。われわれは当初、週1回合計4回投与を行っていたが、その後治療開始から7日間のうちに day 1、2、4、7 の4回注入するというプロトコールに変更したところ有効性に差は認められなかった（**図2**）[17]。その後さらに day 1、2の2回のみの注入に切り替え、有効性が低下しないことを検証し（**図3**）[18]、2015年以降現在に至るまで**表1**に示したプロトコールで治療を行っている。さらにわれわれは、予後不良因子である高齢、高度難聴、

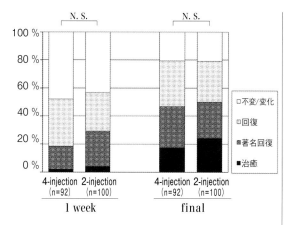

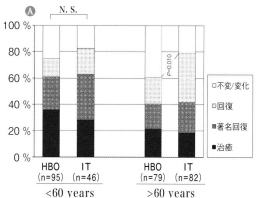

図3（左） 突発性難聴に対するステロイド鼓室内注入療法の投与回数による比較（文献18）より引用）

　対象は grade 2 以上の突発性難聴患者。全症例でステロイド全身投与（プレドニゾロンを 100 mg から漸減）を行い、加えて 4-injection 群では day 1、2、4、7 の 4 回、2-injection 群では day 1、2 の 2 回、デキサメタゾン（1.65 mg/0.5 mL）の鼓室内注入を行った。効果判定は厚生省特定疾患急性高度難聴調査研究班の基準に従った。治療開始から 1 週間後においても最終聴力においても両群間に有効性の差はなかった。

図4（右ABC） 突発性難聴における予後不良因子と有効性との関連（文献19より引用）

　対象は grade 2 以上の突発性難聴患者。HBO 群ではステロイド全身投与（コハク酸ヒドロコルチゾンを 400 mg から漸減）と高気圧酸素療法（2.5 気圧×60 分×10 回）を、IT 群ではステロイド全身投与（プレドニゾロンを 100 mg から漸減）とデキサメタゾン（1.65 mg/0.5 mL）の鼓室内注入を 2 回（day 1、2）行った。効果判定は厚生省特定疾患急性高度難聴調査研究班の基準に従った。

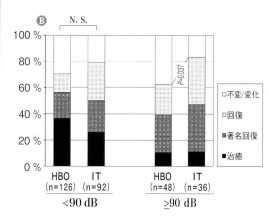

Ⓐ 60 歳未満と 60 歳以上との比較

　60 歳未満の患者では両群間に有効性の差はなかったが、60 歳以上の患者では、HBO 群に比べて IT 群において回復以上となる率が有意に高かった（χ^2 検定）。

Ⓑ 初診時聴力レベル（5 周波数平均）が 90 dB 未満と 90 dB 以上との比較

　90 dB 未満の患者では両群間に有効性の差はなかったが、90 dB 以上患者では、HBO 群に比べて IT 群において回復以上となる率が有意に高かった（χ^2 検定）。

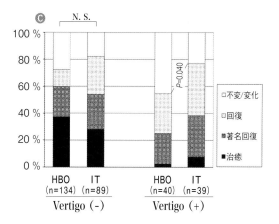

Ⓒ めまい有と無との比較

　めまい無の患者では両群間に有効性の差はなかったが、めまい有の患者では、HBO 群に比べて IT 群において回復以上となる率が有意に高かった（χ^2 検定）。

めまい有の群において、高気圧酸素療法に比べてステロイド鼓室内注入療法の有効性が有意に高いことを示した（**図4**）[19]。

今後の展望

ステロイド鼓室内注入療法の主な有害事象は耳痛、めまい、鼓膜穿孔残存である。このうち最も問題となるのは鼓膜穿孔残存であるが、われわれが2015年以降行ってきた2回注入のプロトコールでは、鼓膜穿孔残存率は5.2%であった[18]。Zhangら[20]は鼓膜穿孔を避けるため、耳管経由のステロイド鼓室内注入法を提唱したが、手技的には必ずしも容易ではない。ステロイド薬の一般的な有害事象である血糖上昇、血圧上昇、消化器症状、不眠などはステロイド鼓室内注入療法では報告されておらず、ステロイド全身投与が困難な基礎疾患を有する突発性難聴症例には、ステロイド鼓室内注入療法は安全で有効な治療法であるといえる。

ステロイド鼓室内投与療法は、現在、突発性難聴に対する最も有力な治療法であるが、基本的にステロイドの作用に依存しているため一定の限界があることもまた事実である。近年Nakagawaら[21]やStaeckerら[22]がそれぞれ発表したインスリン様成長因子、JNK阻害薬鼓室内注入療法は、ステロイド薬を含むこれまでの突発性難聴の治療法とは異なる全く新しい薬理作用に基づく治療法であり、ステロイド抵抗性の突発性難聴に対する効果が今後期待される。

[参考文献]

1. Parnes LS, et al. Corticosteroid pharmacokinetics in the inner ear fluids: an animal study followed by clinical application. *Laryngoscope*. 1999; 109 (Suppl 91): 1-17.
2. Wilson WR, et al. The efficacy of steroids in the treatment of idiopathic sudden hearing loss: a double-blind clinical study. *Arch Otolaryngol*. 1980; 106: 772-6.
3. Nosrati-Zarenoe R, et al. Corticosteroid treatment of idiopathic sudden sensorineural hearing loss: randomized triple-blind placebo-controlled trial. *Otol Neurotol*. 2012; 33: 523-31.
4. Mattox DE, et al. Natural history of sudden sensorineural hearing loss. *Ann Otol Rhinol Laryngol*. 1977; 86: 463-80.
5. Battaglia A, et al. Combination therapy (intratympanic dexamethasone + high-dose prednisone taper) for the treatment of idiopathic sudden sensorineural hearing loss. *Otol Neurotol*. 2008; 29: 453-60.
6. Ahn JH, et al. Can intratympanic dexamethasone added to systemic steroids improve hearing outcome in patients with sudden deafness? *Laryngoscope*. 2008; 118: 279-82.
7. Hong SM, et al. Hearing outcomes of daily intratympanic dexamethasone alone as a primary treatment modality for ISSHL. *Otolaryngol Head Neck Surg*. 2009; 141: 579-83.
8. Rauch SD, et al. Oral vs intratympanic corticosteroid therapy for idiopathic sudden sensorineural hearing loss. a randomized trial. JAMA. 2011; 305: 2071-9.
9. Filipo R, et al. Hyperbaric oxygen therapy with short duration intratympanic steroid therapy for sudden hearing loss. *Acta Otolaryngol*. 2012; 132: 475-81.
10. Filipo R, et al. Intratympanic steroid therapy in moderate sudden hearing loss: a randomized, tripple-blind, placebo-controlled trial. *Laryngoscope*. 2013; 123: 774-8.
11. Gundogan O, et al. Therapeutic efficacy of the combination of intratympanic methylprednisolone and oral steroid for idiopathic sudden deafness. *Otol Neurotol*. 2013; 149: 753-8.
12. Lim HJ, et al. Efficacy of 3 different steroid treatments for sudden sensorineural hearing loss: a prospective, randomized trial. *Otol. Neurotol*. 2013; 148: 121-7.

13. Ashtiani MK, et al. Efficacy of systemic and intratympanic corticosteroid combination therapy versus intratympanic or systemic therapy in patients with idiopathic sudden sensorineural hearing loss: a randomized controlled trial. *Eur Arch Otorhinolaryngol*. 2018; 275: 89-97.

14. Tong B, et al. Efficacy of various corticosteroid treatment modalities for the initial treatment of idiopathic sudden hearing loss: a prospective randomized controlled trial. *Audiol Neurootol*. 2021; 26: 45-52.

15. Suzuki H, et al. Efficacy of intratympanic steroid administration on idiopathic sudden sensorineural hearing loss in comparison with hyperbaric oxygen therapy. *Laryngoscope*. 2012; 122: 1154-7.

16. Stachler RJ, et al. Clinical practice guideline: sudden hearing loss talking points – executive summary. *Otolaryngol Head Neck Surg*. 2012; 146 (Suppl 1): S1-35.

17. Suzuki H, et al. Hearing outcome does not depend on the interval of intratympanic steroid administration in idiopathic sudden sensorineural hearing loss. *Eur Arch Otorhinolaryngol*. 2016; 273: 3101-7.

18. Suzuki H, et al. Comparison of 2 and 4 intratympanic steroid injections in the treatment of idiopathic sudden sensorineural hearing loss. *Ann Otol Rhinol Laryngol*. 2018; 127: 235-40.

19. Suzuki H, et al. Efficacy of intratympanic steroid on idiopathic sudden sensorineural hearing loss: an analysis of cases with negative prognostic factors. *Am J Audiol*. 2019; 28: 308-14.

20. Zhang Q, et al. Nonivasive intratympanic dexamethasone treatment for sudden sensorineural hearing loss. *Acta Otolaryngol*. 2012; 132: 583-9.

21. Nakagawa T, et al. Topical insulin-like growth factor 1 treatment using gelatin hydrogels for glucocorticoid-resistant sudden sensorineural hearing loss: a prospective clinical trial. *BMC Med*. 2010; 8: 76.

22. Staecker H, et al. Efficacy and safety of AM-111 in the treatment of acute unilateral sudden deafness — a double-blind, randomized, placebo-controlled phase 3 study. *Otol Neurotol*. 2019; 40: 584-94.

突発性難聴に対する新しい治療法の現況

鬼頭 良輔[1]　宇佐美 真一[2]

[1] 信州大学医学部耳鼻咽喉科頭頸部外科准教授、[2] 信州大学名誉教授

【Keywords】突発性難聴、疫学調査、IGF-1、Clinical trials gov.

はじめに

　突発性難聴の治療には、従来より副腎皮質ステロイド（以下ステロイド）が用いられてきた。筆者らは平成 26 〜 28 年度および平成 29 〜 31 年度の厚生労働科学研究費補助金難治性疾患等政策研究事業「難治性聴覚障害に関する調査研究班」において、突発性難聴を含む急性感音難聴について、症例登録レジストリを用いた大規模疫学調査を実施し、また文献レビューと疫学調査の知見を踏まえ、「急性感音難聴　診療の手引き」[1] を作成した。

　本稿では、上記疫学調査の結果からみる、近年の国内での突発性治療の現況を示すとともに、国内外で実施されている（もしくは実施された）新規治療薬の臨床研究について記載する。

症例登録レジストリを用いた
大規模疫学調査の結果

2014 〜 2016 年に症例登録された突発性難

連絡先：〒 390-8621 長野県松本市旭 3-1-1
信州大学医学部耳鼻咽喉科頭頸部外科学教室
鬼頭 良輔
TEL: 0263-37-2666　FAX: 0263-36-9164
E-mail: ryosuke@shinshu-u.ac.jp

聴患者は 3,400 名を超え、これらの患者において、治療前後の聴力検査結果をはじめ、既往症や治療方法などについてのデータを得ることができた。この疫学調査の結果は研究班の成果として論文報告を行った[2]。

　治療については、「ステロイドの使用」と「ステロイド以外の併用薬」について報告している（**図 1**）。「ステロイドの使用」については、実に 92% の患者で実施されていたが、内訳としては全身投与単独が全体の 69%、全身投与と鼓室内投与を実施している症例が 14%、鼓室内投与が単独で実施されているのが 9% であった。特に鼓室内投与は、全身投与後の救済治療として実施されたものが多かった（13%）。本邦では 1970 年代から厚生省の調査研究班により、およそ 10 年おきに疫学調査が行われてきたが、この報告までに「ステロイド鼓室内投与」について記載されたものはなかった。本調査が、基本的には大学病院（もしくは相当する基幹病院）の症例が大半であったことを考えると、一概に一般的な傾向とは言えないが、単独・併用を合わせて、およそ 23% の症例でステロイド鼓室内投与が実施されていたことは、近年のステロイド鼓室内投与の高い位置付けが示唆さ

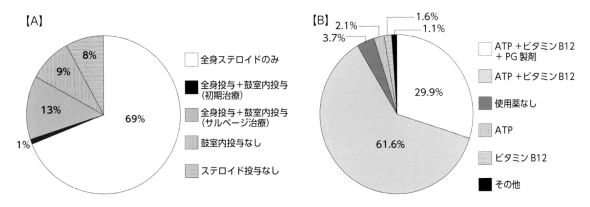

図1　大規模疫学調査における治療薬についてのグラフ
A: 副腎皮質ステロイドの投与について　B: 副腎皮質ステロイドの併用薬について
（Kitoh R, et al. *Acta Otolaryngol*. 2017 より引用）

れる結果と考えられた。ステロイド以外の併用薬としては、ATP 製剤とビタミン B12 製剤が9割以上を占めていた。プロスタグランジン（PG）製剤の併用は 29.9% という結果であった。PG 製剤の併用については、本疫学調査の後方視的な検討において、初期治療で発症早期（7 日以内）かつ重症例（Grade3 以上）の症例で、ステロイドと PG 製剤併用を行った症例の聴力予後が良好であったことが示された[3]。

国内外の新規治療薬についての臨床研究

1）国内の臨床研究

過去 15 年程度の範囲で、国内における突発性難聴の新規治療薬の臨床研究としては、エダラボンに関するものと、ゼラチンハイドロゲルを用いたインスリン様細胞増殖因子 1 （IGF-1）の投与に関するものが代表的である。

①エダラボン

エダラボンは、従来より脳梗塞の治療に用いられ、フリーラジカル除去による抗酸化作用を有する薬剤で、近年では ALS の治療薬として再注目されている。内耳においても、

動物実験では音響外傷の内耳障害に対し、抗酸化剤が保護的に働くことが示されている[4~5]。突発性難聴に関しても、内耳の障害には局所のフリーラジカルの産生が関与していることが考えられており、エダラボンの有効性が推測された。

Sano らは、14 例の突発性難聴患者に対して従来のステロイド治療と併用する形で、エダラボンの経静脈投与を行い、従来治療を受けた同程度の難聴・リスク因子を持つ患者を対照として比較を行っている[6]。本検討ではエダラボン使用群と対照群で、聴力改善に有意差を認めない結果となっていた。

菅原らは、ステロイド全身投与後の治療効果不十分な症例を対象に、エダラボンの鼓室内投与を臨床試験として実施したことを報告している[7]。内耳障害における抗酸化物質の関与は、障害後比較的早期と考えられており、初回治療としての効果についての検討が望まれる。

②インスリン様細胞増殖因子 1 （IGF-1）

IGF-1 は細胞の分化・増殖に関与する成長因子の一種であり、内耳において蝸牛有毛細胞障害に対する保護効果が報告されてき

た[8~10]。これに、内耳ドラッグデリバリーシステムとして、薬剤の徐放や局所への薬剤投与効率を考慮してゼラチンハイドロゲルを使用する方法について、京都大学のグループが取り組んでいる。我々の施設も2011～2013年に実施された本治療のランダム化対照試験に参加する機会を得たため、この試験概要と結果について論文を引用して記載する。

本試験は突発性難聴の初期治療無効例に対する二次治療としての、ゼラチンハイドロゲルを用いたIGF-1局所投与の効果の検討として、国内9施設の多施設共同臨床研究として実施された[11]。具体的には、自然治癒症例の存在を考慮し、7日間以上のステロイド投与により、治療効果判定で「不変」もしくは「回復」に相当する症例で、かつ発症後25日以内の症例を対象とした。対照の治療は、デキサメサゾン鼓室内投与（IT-DEX）とし、120症例についてランダムにIGF-1群とIT-DEX群に振り分けられた。

IGF-1群では、局所麻酔後に鼓膜後下象限に鼓膜切開を実施し、IGF-1含有ゼラチンハイドロゲルを正円窓窩に留置する方法で行われた。患側耳上の仰臥位で30分安静とし、1回のみの投与であった。対照のIT-DEX群は通常の手技で1日1回、原則4日間連続（7日で4回）の投与を実施した。

IGF-1群59例、IT-DEX群58例が解析対象とされ、治療後8週での10dB以上の聴力改善の割合を主要評価項目、12週と16週での聴力評価を副次評価項目として解析された。結果的には、いずれの段階においても、IGF-1群で10dB以上の聴力改善症例の割合は多かったものの、統計学的な有意差は認めない結果となっていた（**図2**）。ただし、平均純音聴力閾値の経時的変化の解析では、IGF-1群でより改善を認める結果であった。

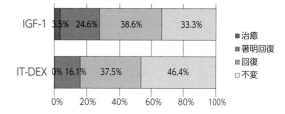

A. 治療後8週 治療効果判定

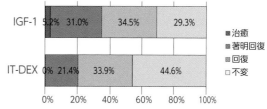

B. 治療後12週 治療効果判定

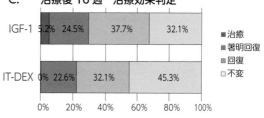

C. 治療後16週 治療効果判定

図2 ゼラチンハイドロゲルによるIGF-1鼓室内投与とデキサメサゾン鼓室内投与のランダム化対照試験の結果
A. 治療後8週での治療効果判定（主要評価項目）
B. 治療後12週での治療効果判定（副次評価項目）
C. 治療後16週での治療効果判定（副次評価項目）
いずれも回復以上の割合の比較を行っているが、統計学的な有意差は認めず。治療効果判定については、厚生省特定疾患「急性高度難聴調査研究班」（1984年）によって作成された判定基準に基づく。

（Nakagawa T, et al. *BMC Med.* 2014 より改変）

また本報告の後方視的な解析では、目的変数を治療開始後8週の聴力閾値、説明変数に治療法（IGF-1 vs IT-DEX）を含め、年齢や二次治療開始までの日数、治療前聴力レベル、性別、めまいの有無として多変量解析を実施している[12]。結果として治療開始後8週での平均聴力閾値に関与する因子として、年齢（60歳未満）、二次治療開始までの期間（14日以内）、治療内容（IGF-1）、治療前の平均

表 1　IGF-1 臨床試験　多変量解析結果

	効果量（± SE）	p 値
年齢 ≦ 60 歳 vs ＞ 60 歳	**10.58 ± 3.19 dB**	**0.001**
サルベージ治療までの日数 ≦ 14 日間 vs ＞14 日間	**7.20 ± 2.77 dB**	**0.011**
治療の割付 IGF-1 vs IT-DEX	**5.91 ± 2.74 dB**	**0.033**
治療前聴力閾値 <90dB vs ≧ 90dB	**16.67 ± 2.95 dB**	**<0.001**
性別 女性 vs 男性	2.41 ± 2.78 dB	0.388
めまいの有無	1.83 ± 2.92 dB	0.533

ゼラチンハイドロゲルによる IGF-1 鼓室内投与とデキサメサゾン鼓室内投与のランダム化対照試験の結果についての後方視的な検討。サルベージ治療において聴力改善に寄与する因子の多変量解析を実施した結果。年齢、サルベージ治療までの日数、治療内容、治療前聴力が関連因子として抽出された。

表 2　突発性難聴の新規治療

ClinicalTrials.gov Identifier	Interventions	Control treatment	Drug deliverly	study phase	Reference
NCT01186185	Fludrocortisone	NA	NA	1	NA
NCT05086276	FX-322	Placebo	IT	2	NA
NCT01621256	Ancrod	Saline solution (Placebo)	IV/ SC	1-2	13)
NCT05403229	Topiramate + Systemic steroid	Systemic steroid only	PO	2	NA
NCT02809118	AM-111 (0.4 or 0.8mg/mL)	Placebo	IT	3	18)
NCT03603314	SENS-401 (29 or 43.5mg)	Placebo	PO	2-3	NA
NCT02414152	Anakinra (100mg)	NA	SC	1-2	NA
NCT04961099	HY01 (20 or 40mg/mL)	NA	IT	1	NA
NCT05786378	Platelet Rich Plasma (0.5-1mL)	NA	IT	2-3	NA
NCT03331627	STR001-IT / STR001-ER	Placebo	IT/ PO	3	NA

Clinical trial gov.（https://clinicaltrials.gov）にて「sudden hearing loss」で検索し、副腎皮質ステロイド薬以外の新規治療薬について登録された臨床試験を抜粋したもの
PO: per OS（経口投与）、IT: intratympanic（鼓室内投与）、SC: subcutaneous injection（皮下注射）、IV: intravenous injection（経静脈投与）

聴力レベル（90dB 未満）が予後良好とされた（**表1**）。

2）国外の臨床研究

国外で実施されている臨床研究の探索のため、Clinical Trials gov.（https://clinicaltrials.gov）にて検索を行った。Clinical Trials gov. は米国国立公衆衛生研究所（NIH）と米国医薬食品局（FDA）が共同で、米国国立医学図書館（NLM）を通じて、現在行われている治験及び臨床研究に関する情報を提供しているデータベースである。

Clinical trial gov. にて「sudden hearing loss」で検索したところ、現在登録されている臨床研究は進行中・完了したものを合わせて48件であった（2023年5月5日現在 https://clinicaltrials.gov/ct2/results?cond=sudden+hearing+loss&term=&cntry=&state=&city=&dist=）。

このうち、従来の副腎皮質ステロイド以外の治療薬についての研究は10件であった。具体的な研究タイトル、治療薬について表に示す（**表2**）。
まだ論文化されていないものを多く含んでいるが、一部論文化されているものについて以下に記載する。

① Ancrod[13]

本試験はドイツ・チェコのグループからの報告で、2023年の論文報告である。対象は発症7日以内の突発性難聴で、90dB 未満を inclusion criteria としている。治療薬に Ancrod はフィブリノーゲン低下薬として、バトロキソビンを治療群に投与し、対照群にはプラセボ（生理食塩水）を使用している。投与方法として、Day1 に点滴投与、Day2/4/6 に皮下注射としている。Day8、30、90

にそれぞれ聴力の評価を行っている。

目標症例数は99であったが、最終的には全体で31名（22名の治療群と9名のプラセボ投与群）のみであった。本論文では治療群とプラセボ群で、主評価項目である聴力改善の程度（閾値変化）に有意差を認めない結果であった。突発性難聴の自然治癒の多さや、7日以内・無治療の症例のみを対象としたことで、研究参加が非常に少なくなったことを考察に記載している。

フィブリノーゲン低下薬による脱線維素原療法については、本邦でも Kubo らの報告[14] をはじめ、いくつかの報告がなされている。Kubo らの報告は、1988年のもので、発症16日目までの症例で、聴力閾値は平均55dB 以上のものを対象としていた。この試験は二重盲検の RCT として実施されており、バトロキソビン群では合計8回の静注による投与がなされ、対照群はベタメタゾンが投与されていた。本報告では、治療効果判定において、著明回復（30dB 以上の平均聴力閾値改善）もしくは治癒の割合が、バトロキソビン群（n=82）で57.3%であったのに対し、ベタメタゾン群（n=80）で38.7%であり、有意にバトロキソビン群で良好であったとしている。

② AM-111

Jun N-terminal kinase（JNK）シグナル伝達系は、蝸牛の物理的あるいは化学的ストレス後の感覚細胞のアポトーシスに関連することが報告されている。AM-111（brimapimide; Auris Medical AG, Basel, Switzerland）はこの JNK を抑制する作用を有しており、虚血や音響性外傷による蝸牛障害に対する内耳保護作用が示されている[15～16]。

また本薬剤は、すでに phase2 の臨床試験において、高度～重度の突発性難聴もしくは

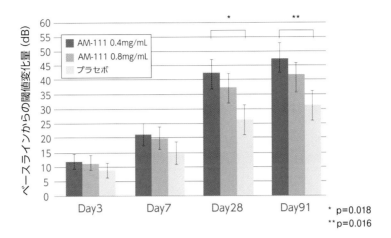

図3 AM-111 の第3相試験の結果
重度難聴（PTA ≧ 90dB）症例のみの結果（n=98）。重度難聴症例の Day28、91 において、
AM-111 0.4mg/mL 群とプラセボ群の間に有意差を認め、AM-111 群で有意に聴力改善
が良好であった。
(Staecker H, et al. *Otol Neurotol*. 2019 より改変)

急性音響傷害症例での聴力閾値、語音聴取能の改善が示されており[17]、phase3 試験が実施されている[18]。

　対象は突発性難聴に絞っており、発症72時間以内、60dB 以上の閾値などの条件を満たす患者が対象となっていた。本試験ではAM-111（0.4mg/mL と 0.8mg/mL）、プラセボの3群の RCT で、薬剤投与法としては鼓室内投与で実施された。

　全体では 240 例が解析対象となった（AM-111 0.4mg/mL：0.8mg/mL：プラセボ＝ 77：84：79）。主評価項目である Day28 での閾値変化については、症例全体では有意差を認めなかったが、重度難聴（平均 90dB 以上）に限った場合には、AM-111 0.4mg/mL 群とプラセボ群の間で有意差を認めた（Day28、Day91）（**図3**）。3群の治療関連合併症は、5.4％、2.4％、6.6％ といずれも少なく、有意差はなかった。

　その他の薬剤として、FX-322 は米国の

Frequency Therapeutics, Inc. が開発を進め、第Ⅱ相試験が実施されてきたものである。本薬剤は、Glycogen synthase kinase-3 阻害薬とバルプロ酸の合剤であり、この組み合わせにより、ヒト蝸牛の前駆細胞の増殖・耳毒性薬物投与時の有毛細胞の再生、さらには動物レベルでは聴力閾値の改善を示すとの報告もあり[19~21]、急性難聴に対する治療効果が期待されていたが、2023 年2月に、臨床試験の結果、有効性が示されず、開発プログラムの中止が発表されている。

　SENS-401 は R-azasetron besylate（5HT3 antagonist）は国内ではセロトーンという商品名で、元々は抗悪性腫瘍薬使用時の制吐剤として使用されていたものである。本薬剤は音響外傷やシスプラチンによる耳毒性に対する保護効果が、動物実験で示されている[22~23]。Sensorion がスポンサーとなり、急性感音難聴に対する臨床試験が実施され、すでに症例登録は終了している。

　STR001 はペルオキシソーム増殖因子活性

化受容体ガンマ（PPARγ）の小分子アゴニストで、抗炎症作用、酸化ストレス応答などに作用することが知られている。すでに内耳有毛細胞でもPPARγ・PPARαが発現していることが報告されており、またPPARγのアゴニストであるpioglitazoneは酸化ストレスをブロックし、蝸牛内の炎症シグナルの活性化を抑えることにより、ゲンタマイシンによる有毛細胞障害に対する保護効果を有することも報告されている[24~25]。スイスのバイオ医薬品企業であるSterkin AGをスポンサーとし、急性感音難聴における治験薬STR001の国際的な無作為化プラセボ対照第3相臨床試験であるリストア（RESTORE）試験が実施され、こちらもすでに患者登録が終了している（論文での結果公表は未）。

　国内外の新規治療薬の臨床試験については、およそ半分程度で鼓室内投与による薬剤投与が行われており、ステロイドと同様に薬剤投与経路としての鼓室内投与の占める重要性の高さを伺わせるものであった。

まとめ

　「突発性難聴に対する新しい治療法の現況」として、近年実施された大規模疫学調査の結果をもとに、国内における現在の突発性難聴治療について記載した。その中で、薬剤投与経路として、鼓室内投与の位置付けが高くなっていることを示した。

　また、国内外の新規治療薬の臨床試験の状況について記載した。副腎皮質ステロイド以外の候補薬剤について、臨床試験が実施され、ある程度の有効性が示されており、今後これらの薬剤が実臨床で使用できるようになる可能性があるものと思われる。

［参考文献］

1. 日本聴覚医学会（編）. 急性感音難聴診療の手引き2018年版. 金原出版, 東京. 2018:pp58.
2. Kitoh R, Nishio SY, Ogawa K, et al. Nationwide epidemiological survey of idiopathic sudden sensorineural hearing loss in Japan. *Acta Otolaryngol*. 2017; 137(sup565): S8-S16.
3. Okada M, Hato N, Nishio SY, et al. The effect of initial treatment on hearing prognosis in idiopathic sudden sensorineural hearing loss: a nationwide survey in Japan. *Acta Otolaryngol*. 2017;137(sup565):S30–S33.
4. Takemoto T, Sugahara K, Okuda T, Shimogori H, Yamashita H. The clinical free radical scavenger, edaravone, protects cochlear hair cells from acoustic trauma. *Eur J Pharmacol*. 2004 Mar 8;487(1-3):113-6.
5. Tanaka K, Takemoto T, Sugahara K, Okuda T, Mikuriya T, Takeno K, Hashimoto M, Shimogori H, Yamashita H. Post-exposure administration of edaravone attenuates noise-induced hearing loss. *Eur J Pharmacol*. 2005 Oct 17;522(1-3):116-21.
6. Sano H, Kamijo T, Ino T, Okamoto M. Edaravone, a free radical scavenger, in the treatment of idiopathic sudden sensorineural hearing loss with profound hearing loss. Auris Nasus Larynx. 2010 Feb;37(1):42-6.
7. 菅原一真, 山下祐司. 急性感音難聴における新規治療の可能性. 抗酸化薬. *JOHNS*. 28: 803-805, 2012.
8. Iwai K, Nakagawa T, Endo T, Matsuoka Y, Kita T, Kim TS, Tabata Y, Ito J. Cochlear protection by local insulin-like growth factor-1 application

using biodegradable hydrogel. *Laryngoscope*. 2006 Apr;116(4):529-33.

9. Lee KY, Nakagawa T, Okano T, Hori R, Ono K, Tabata Y, Lee SH, Ito J. Novel therapy for hearing loss: delivery of insulin-like growth factor 1 to the cochlea using gelatin hydrogel. *Otol Neurotol*. 2007 Oct;28(7):976-81.

10. Yamahara K, Asaka N, Kita T, Kishimoto I, Matsunaga M, Yamamoto N, Omori K, Nakagawa T. Insulin-like growth factor 1 promotes cochlear synapse regeneration after excitotoxic trauma *in vitro*. *Hear Res*. 2019 Mar 15;374:5-12.

11. Nakagawa T, Kumakawa K, Usami S, Hato N, Tabuchi K, Takahashi M, Fujiwara K, Sasaki A, Komune S, Sakamoto T, Hiraumi H, Yamamoto N, Tanaka S, Tada H, Yamamoto M, Yonezawa A, Ito-Ihara T, Ikeda T, Shimizu A, Tabata Y, Ito J. A randomized controlled clinical trial of topical insulin-like growth factor-1 therapy for sudden deafness refractory to systemic corticosteroid treatment. *BMC Med*. 2014 Nov 19; 12: 219.

12. Nakagawa T, Yamamoto M, Kumakawa K, Usami S, Hato N, Tabuchi K, Takahashi M, Fujiwara K, Sasaki A, Komune S, Yamamoto N, Hiraumi H, Sakamoto T, Shimizu A, Ito J. Prognostic impact of salvage treatment on hearing recovery in patients with sudden sensorineural hearing loss refractory to systemic corticosteroids: A retrospective observational study. *Auris Nasus Larynx*. 2016 Oct;43(5):489-94.

13. Weiss BG, Spiegel JL, Becker S, Strieth S, Olzowy B, Bertlich M, Fořt T, Mejzlik J, Lenarz T, Ihler F, Canis M. Randomized, placebo-controlled study on efficacy, safety and tolerability of drug-induced defibrinogenation for sudden sensorineural hearing loss: the lessons learned. *Eur Arch Otorhinolaryngol*. 2023 Mar 7. (Online ahead of print.)

14. Kubo T, Matsunaga T, Asai H, Kawamoto K, Kusakari J, Nomura Y, Oda M, Yanagita N, Niwa H, Uemura T, et al. Efficacy of defibrinogenation and steroid therapies on sudden deafness. *Arch Otolaryngol Head Neck Surg*. 1988 Jun;114(6):649-52.

15. Coleman JK, Littlesunday C, Jackson R, Meyer T. AM-111 protects against permanent hearing loss from impulse noise trauma. *Hear Res*. 2007 Apr;226(1-2):70-8.

16. Omotehara Y, Hakuba N, Hato N, Okada M, Gyo K. Protection against ischemic cochlear damage by intratympanic administration of AM-111. *Otol Neurotol*. 2011 Dec;32(9):1422-7.

17. Suckfuell M, Lisowska G, Domka W, Kabacinska A, Morawski K, Bodlaj R, Klimak P, Kostrica R, Meyer T. Efficacy and safety of AM-111 in the treatment of acute sensorineural hearing loss: a double-blind, randomized, placebo-controlled phase II study. *Otol Neurotol*. 2014 Sep;35(8):1317-26.

18. Staecker H, Jokovic G, Karpishchenko S, Kienle-Gogolok A, Krzyzaniak A, Lin CD, Navratil P, Tzvetkov V, Wright N, Meyer T. Efficacy and Safety of AM-111 in the Treatment of Acute Unilateral Sudden Deafness-A Double-blind, Randomized, Placebo-controlled Phase 3 Study. *Otol Neurotol*. 2019 Jun;40(5):584-594.

19. McLean WJ, Yin X, Lu L, et al.. Clonal expansion of Lgr5-positive cells from mammalian cochlea and high-purity generation of sensory hair cells. *Cell Rep*. 2017; 18:1917–1929.

20. Mizutari K, Fujioka M, Hosoya M, et al.. Notch inhibition induces cochlear hair cell regeneration and recovery of hearing after acoustic trauma [published correction appears in *Neuron* 2013; 77:58–69.

21. McLean WJ, Hinton AS, Herby JTJ, Salt AN, Hartsock JJ, et al. Improved Speech Intelligibility in Subjects With Stable Sensorineural Hearing Loss Following Intratympanic Dosing of FX-322 in a Phase 1b Study. *Otol Neurotol*. 2021 Aug 1;42 (7): e849-e857.

22. Petremann M, Tran Van Ba C, Broussy A, Romanet C, Dyhrfjeld-Johnsen J. Oral Administration of Clinical Stage Drug Candidate SENS-401 Effectively Reduces Cisplatin-induced Hearing Loss in Rats. *Otol Neurotol*. 2017 Oct;38(9):1355-1361.

23. Petremann M, Romanet C, Broussy A, Van Ba CT, Poli S, Dyhrfjeld-Johnsen J. SENS-401 Effectively Reduces Severe Acoustic Trauma-Induced Hearing Loss in Male Rats With Twice Daily Administration Delayed up to 96 hours. *Otol Neurotol*. 2019 Feb; 40(2):254-263.

24. Sekulic-Jablanovic M, Petkovic V, Wright MB, Kucharava K, Huerzeler N, Levano S, Brand Y, Leitmeyer K, Glutz A, Bausch A, Bodmer D. Effects of peroxisome proliferator activated receptors (PPAR)-γ and -α agonists on cochlear protection from oxidative stress. *PLoS One*. 2017 Nov 28;12(11):e0188596.

25. Sekulic-Jablanovic M, Wright MB, Petkovic V, Bodmer D. Pioglitazone Ameliorates Gentamicin Ototoxicity by Affecting the TLR and STAT Pathways in the Early Postnatal Organ of Corti. *Front Cell Neurosci*. 2020 Oct 29;14:566148.

ストレスが突発性難聴に及ぼす影響

林 賢

さくら小江戸クリニック院長

【Keywords】 ストレス、ノルアドレナリン、β_2 アドレナリン受容体、体内時計

1. ストレスとは何か？

英語のストレス（stress）は、中世の言葉である苦痛や苦悩を意味する distress が短くなった言葉と説明されている（オックスフォード英語辞典）。カナダのマギル大学の研究者ハンス・セリエは「現代社会とストレス」（The Stress of Life）の中で「ストレスとは、生体組織内に誘起された多様な変化からなる特異的な症候群の示す状態である。」と定義している。ストレスの原因はストレッサーと呼ばれ、外的刺激の種類から、1）物理的ストレッサー（寒冷、騒音、放射線など）、2）化学的ストレッサー（酸素、有機溶剤を含む薬物など）、3）生物的ストレッサー（炎症、感染、疲労）、4）心理的ストレッサー（怒り、不安）に分類される。また、身体的（内的刺激）ストレスとしては、血圧の著しい変化、出血、末梢での炎症や疼痛があげられる。これらのストレスは全て細胞レベルでは、酸化ストレスなどの細胞外ストレスとして内耳の細胞に影響を及ぼす可能性がある（**図 1**）。

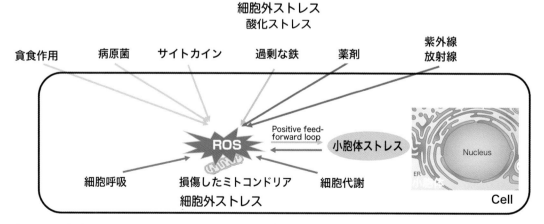

図1 細胞レベルでのストレス
細胞は、酸化ストレスなどの細胞外ストレスのみならず、小胞体ストレスなどの細胞内ストレスに常にさらされている。細胞内 ROS と小胞体ストレスには Positive feed-forward loop が存在する。

2. ストレス反応と
　ストレス反応経路について

　精神的ストレスは、大脳皮質や大脳辺縁系がまず興奮し、それが扁桃体中心核（Ave）や分界条床核（BST）に伝わり、視床下部室傍核小細胞性部（PVNpv）と HPA axis をも不活化させる。扁桃体中心核（Ave）や分界条床核（BST）は、脳幹の脳神経核・自律神経核にも神経伝達ルートを持っているため、トップダウンシグナルによる身体症状や自律神経症状の発症に深く関与している[1, 2]。そのため、精神的ストレスが負荷された場合、交感神経の賦活化され、好中球（顆粒球と単球）が増加し、副腎髄質からのノルアドレナリンやアドレナリンの放出によるカテコラミン濃度が上昇する。また、HPA axis の亢進により血中グルココルチコイド濃度が上昇する。その際、グルココルチコイドは、通常は炎症性サイトカインを抑制する機能を持っているが、ストレスにより免疫細胞のグルココルチコイド受容体の感受性が低下するため、炎症性サイトカインの発現抑制がかからなくなり、炎症反応が誘起される[3, 4]。このストレス反応により、身体が急性ストレスにさらされ、ストレスが過剰になった場合、炎症性サイトカイン産生能、NK 細胞活性、ヘルパーT 細胞数は減少することが分かっている[5]。一方で、様々な炎症誘発性サイトカインの転写調整をしている末梢血単球中の NF-κB がストレスによって誘発されるカテコールアミンやコルチゾール増加によって急速に活性化

連絡先：〒 350-0046 埼玉県川越市菅原町 22-16
さくら小江戸クリニック
林　賢
TEL: 049-236-3385　FAX: 049-236-3571
E-mail: kenhayashi0811@icloud.com

され、交感神経を刺激する β - アドレナリン受容体を有するマクロファージを活性化し、サイトカイン産生増加による炎症過程をさらに促進するため血管に炎症を引き起こすことも報告された[6]。

3. 蝸牛の自律神経支配について

　「ストレス」が内耳障害を引き起こすメカニズムを解く鍵は自律神経と免疫反応との関係解明にある。内耳の栄養血管は、自律神経支配を受けており、交感神経を優位にして血管を収縮させる作用のあるアドレナリン作動性ニューロンの内耳への投射経路は、脳底動脈、前下小脳動脈、迷路動脈（内耳動脈）へ直接投射した後に、総蝸牛動脈と前前庭動脈へ分枝し、蝸牛へは内耳道内の血管周囲、らせん軸動脈に沿って蝸牛外側壁の放射状動脈や集合静脈の起始部にまで達している。ラセン蝸牛軸動脈からは蝸牛外側壁（ラセン靭帯・血管条）、基底膜、ラセン神経節に向かって分枝を出している。血液量は蝸牛外側壁の方が圧倒的に多い。外側壁、有毛細胞、らせん神経節細胞、ライスネル膜などに，α_1、α_2、β_1、β_2 アドレナリン受容体の発現が確認されている[7〜11]。アドレナリン作動性ニューロンが蝸牛血流を調節している。この内耳栄養動脈の解剖学的特徴は、前述した過剰なストレスが身体に加わった場合、ストレス応答により自律神経を介した免疫反応誘起が起こり、血流障害、血管攣縮等を引き起こし、突発性難聴を誘発する可能性があることを示唆している。

4. ストレス反応における自律神経系と
　免疫の関係

　交感神経系の節後線維の終末からはノルア

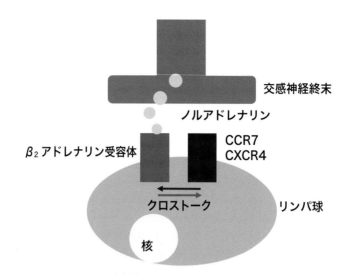

**図2　β_2 アドレナリン受容体 - ケモカイン受容体 CCR7・CXCR4 間のシグナ
ル伝達クロストーク**
リンパ球の細胞膜上のβ_2アドレナリン受容体とリンパ節へのリンパ球の保持を促進する
ケモカイン受容体 CCR7・CXCR4 の間には、シグナル伝達系クロストークが存在する。

ドレナリンが，副交感神経系の節後線維の終末からはアセチルコリンが放出され、その受容体を発現する細胞に作用する。しかし、リンパ器官にはノルアドレナリンを産生するアドレナリン作動性神経は投射しているが，アセチルコリンを産生するコリン作動性神経は、投射していないという解剖学的な特徴がある[12]。従って、交感神経系は免疫系と直接的なインターフェイスを形成していると考えられる。

　感覚神経からの入力が炎症部位において局所的にアドレナリン作動性神経を興奮させ，そこから放出されるノルアドレナリンが$\beta 1$アドレナリン受容体を介して血管内皮細胞からのケモカインの産生を誘導することが示された。この機序は、炎症部位において免疫細胞の侵入する門戸を形成する反射として‘gateway reflex’と呼ばれている[13]。

　β_2アドレナリン受容体とリンパ節へのリンパ球の保持を促進するケモカイン受容体CCR7 および CXCR4 の間には、シグナル伝達系のクロストークが存在する[14]（**図2**）。

交感神経系からのノルアドレナリンの入力が、β_2アドレナリン受容体とリンパ節へのリンパ球の保持を促進するケモカイン受容体CCR7 および CXCR4 とのクロストークを介してリンパ節へのリンパ球の保持を促進する結果、リンパ節からのリンパ球の脱出が抑制される[14,15]。ノルアドレナリンを投与すると，好中球は著しく増加したが、末梢血液におけるリンパ球の数は減少する[16]。リンパ球にβ_2アドレナリン受容体が発現しているため、β_2アドレナリン受容体の選択的な刺激薬をマウスに投与したところ、血液のみならずリンパ液においてもリンパ球の数が急激に減少する。これは、$\beta 2$アドレナリン受容体刺激薬の投与による血液およびリンパ液におけるリンパ球の減少は、主に血液細胞に発現するβ_2アドレナリン受容体により媒介されるためである[14]。

　交感神経系が興奮した状態ではエフェクターT細胞がリンパ節から組織へと移動できず、病原体を排除する過程に参加できないことを意味している。このように、慢性的な

ストレスによる交感神経系の持続的な興奮にともなうリンパ球の動態の変化は獲得免疫応答を弱める方向に作用すると推測されるが、他の要因も考えられる。例えば，T 細胞に対する主要な抗原提示細胞である樹状細胞に発現する β_2 アドレナリン受容体を刺激することにより、抗原提示能およびサイトカイン産生能が低下することが知られており [17〜20]、交感神経系の活動性が高い状況では樹状細胞による T 細胞の活性化が障害される可能性がある。また，ストレスによる視床下部 - 脳下垂体 - 副腎系の活性化にともない副腎皮質から分泌されるコルチゾールによる免疫抑制作用も忘れてはならない。これらを含めた複数の機序が "ストレスにより免疫力が低下する" という現象に寄与している。

5. 交感神経系による　免疫細胞の動態制御

概日リズムの中枢である視交叉上核からの入力により、交感神経系の活動性は身体の活動性の高い時間帯に上昇し、身体の活動性の低い時間帯に低下するという概日リズムを示す。好中球の動態が概日リズムを示す分子機構として、交感神経系からの入力が β_2 アドレナリン受容体および β_3 アドレナリン受容体を介して組織の血管内皮細胞におけるケモカインおよび細胞接着因子の発現を誘導することにより、血液から組織への好中球の移行を促進することが明らかにされた。好中球の動態の概日リズムは、好中球への直接的な作用ではなく、交感神経系が好中球をとりまく微小環境を変化させることにより形成される。

ストレス負荷の時刻を変えてみると、朝（マウスの起き始め）には全く影響が無く、夕方では体内時計が遅れ、さらに夜（マウス

の寝始め）では体内時計が組織間でバラバラになってしまう。すなわち、体の中で時差ボケ状態になっている。朝よりも夕方から夜間のストレスが、体内時計をより乱しやすいので注意すべきである。夜間交代勤務などのシフトワーカーは時差ボケかつ体内時計が乱れていると考えられ、夜勤中のストレス暴露はその影響をさらに強めている [21]。ストレス曝露のタイミングで体内時計の応答が異なる [22]。この結果は、暗期に過剰騒音に曝露すると不可逆的な聴覚障害を引き起こすが、明期に暴露した場合は回復するサーカディアン依存的な聴覚障害は、夜間に増悪すること、不眠症の患者の聴覚障害が増悪しやすいことと深く関係する [23]。

6. 突発性難聴発症に関する学説

これらの先行研究に基づき急性・慢性ストレスが主原因の一つと考えられている突発性難聴の発症に関する学説が報告された。

突発性難聴の血管内皮細胞障害仮説

交感神経系の活動により血管の内皮細胞に障害が起き、血管炎が生じ血流量が減少し、内耳の低酸素状態を起こすという学説が報告された [24]。

突発性難聴のストレス応答仮説

全身性ストレスによって蝸牛外側壁（血管条）に転写因子 NF-κB の異常活性化に始まるストレス反応が生じ、結果として蝸牛機能障害を起こすという学説が報告された [25]。

突発性難聴発症 9 日後の蝸牛組織標本にらせん器の著しい膨化と萎縮があることを見いだした。膨化部は高度の浸透圧ストレスを受けていたことが報告された [26]。これらの細胞に対するストレスに誘発された変化が不可

逆であれば、細胞はアポトーシスやネクローシスを起こし、同部位は萎縮する。突発性難聴の発症に外側壁細胞のエネルギー飢餓ストレスが関与していると推察する。

突発性難聴のウイルス原因仮説

身体が慢性的にストレスを受ける場合、交感神経系の活動性の高い状態が持続し、リンパ節からのリンパ球の脱出が持続的に抑制され、結果的にリンパ球数が減少し、細胞性免疫が抑制されるため潜伏感染しているヘルペスウイルスが再活性化し、血液中の液性抗体IgG が増えることも報告されている[27, 28]。

7. 結語

突発性難聴に治療には、内耳細胞レベルでのストレスコントロールを中心とした新規治療方法の確立が急務である。その際に、内耳への局所治療として、投与濃度・量の調整が比較的容易な鼓室内注入療法は、極めて有用な治療法となるのは疑いの余地がない。

［参考文献］

1. Aizawa H and Zhu M. Toward an understanding of the habenulaŝ various roles in human depression. *Psychiatry Clin Neurosci*. 2019; 73:607-612.

2. Amat J, Baratta MV, Paul E, Bland ST, Watkins LR, Maier SF, Medial prefrontal cortex determines how stressor controllability affects behavior and dorsal raphe nucleus. *Nat Neurosci*. 2005; 8:365-371.

3. Anacker C, Luna VM, Stevens GS, Millette A, Shores R, Jimenez JC, Chen B, Hen R. Hippocampal neurogenesis confers stress resilience by inhibiting the ventral dentate gyrus. *Nature*. 2018; 559:98-102.

4. Krishnan V, Han MH, Graham DL, Berton O, Renthal W, Russo SJ, Laplant Q, Graham A, Lutter M, Lagace DC, Ghose S, Reister R, Tannous P, Green TA, Neve RL, Chakravarty S, Kumar A, Eisch AJ, Self DW, Lee FS, Tamminga CA, Cooper DC, Gershenfeld HK, Nestler EJ. Molecular adaptations underlying susceptibility and resistance to social defeat in brain reward regions. *Cell*. 2007; 131:391-404.

5. Boscolo P, Youinou P, Theoharides TC, Cerulli G, Conti P. Environmental and occupational stress and autoimmunity. *Autoimmun Rev*. 2008; 7:340-343.

6. Benschop RJ. Catecholamine-induced leukocytosis: early observations, current research, and future directions. *Brain Behav Immun*. 1996; 10:77-91.

7. Fauser C, Schimanski S, Wangemann P. Localization of beta1 adrenergic receptors in the cochlea and the vestibular labyrinth. *J Membr Biol*. 2004; 201:25-32.

8. Gruber DD, Dang H, Shimozono M, Scofield MA, Wangemann P. Alpha1A-adrenergic receptors mediate vasoconstriction of the isolated spiral modiolar artery in vitro. *Hear Res*. 1998; 119: 113-124.

9. Khan KM, Drescher MJ, Hatfield JS, Ramakrishnan NA, Drescher DG. Immunohistochemical localization of adrenergic receptors in the rat organ of corti and spiral ganglion. *J Neurosci Res*. 2007; 85: 3000-3012.

10. Khan KM, Sarfaraz N, Siddiqui S, Malik ZA, Salim Z. Expression of G protein alpha subunits in the lateral wall of the rat cochlea. *J Anat*. 2003; 202: 293-301.

11. Schimanski S, Scofield MA, Wangemann P. Functionalbeta2-adrenergicreceptorsarepresent in nonstrial tissues of the lateral wall in the gerbil cochlea. *Audiol Neurootol*. 2001;6:124-131.

12. Nance DM, Sanders VM. Autonomic innervation and regulation of the immune system (1987-2007). *Brain Behav Immun*. 2007; 21:736-745.

13. Tracey KJ. Immune cells exploit a neural circuit to enter the CNS. Cell. 2012;148: 392-394.

14. Nakai A, Hayano Y, Furuta F, Noda M, Suzuki K. Control of lymphocyte egress from lymph nodes through β 2-adrenergic receptors. *J Exp Med*. 2014;211:2583-2598.

15. Cyster JG and Schwab SR. Sphingosine-1- phosphate and lymphocyte egress from lymphoid organs. *Annu Rev Immunol*. 2012; 30: 69-94.

16. Benschop RJ, Rodriguez-Feuerhahn M, Schedlowski M. Catecholamine-induced leukocytosis: early observations, current research, and future directions. *Brain Behav Immun*. 1996;10: 77-91.

17. Grebe KM, Hickman HD, Irvine KR, Takeda K, Bennink JR, Yewdell JW. Sympathetic nervous system control of anti-influenza CD8+ T cell responses. *Proc Natl Acad Sci USA* 2009;106:5300-5305.

18. Hervé J, Dubreil L, Tardif V, Terme M, Pogu S, Anegon I, Rozec B, Gauthier C, Bach JM, Blancou P.β_2-Adrenoreceptor agonist inhibits antigen cross-presentation by dendritic cells. *J Immunol*. 2013;190:3163-3171.

19. Hu Z, Chen R, Cai Z, Yu L, Fei Y, Weng L, Wang J, Ge X, Zhu T, Wang J, Bai C. Salmeterol attenuates the inflammatory response in asthma and decreases the pro-inflammatory cytokine secretion of dendritic cells. *Cell Mol Immunol*. 2012;9: 267-275.

20. Nijhuis LE, Olivier BJ, Dhawan S, Hilbers FW, Boon L, Wolkers MC, Samsom JN, de Jonge WJ. Adrenergic β 2 receptor activation stimulates anti-inflammatory properties of dendritic cells in vitro. PLoS One. 2014; 9: e85086.

21. Hattammaru M, Tahara Y, Kikuchi T, Okajima K, Konishi K, Nakajima S, Sato K, Otsuka K, Sakura H, Shibata S, Nakaoka T. The effect of night shift work on the expression of clock genes in beard hair follicle cells. *Sleep Med*. 2019;56:164-170.

22. Tahara Y, Shiraishi T, Kikuchi Y, Haraguchi A, Kuriki D, Sasaki H, Motohashi H, Sakai T, Shibata S. Entrainment of the mouse circadian clock by sub-acute physical and psychological stress. *Sci Rep*. 2015;5:11417.

23. Meltser I, Cederroth CR, Basinou V, Savelyev S, Lundkvist GS, Canlon B. TrkB-mediated protection against circadian sensitivity to noise trauma in the murine cochlea. *Curr Biol*. 2014;24:658-63.

24. Guo Y, Zhang C, Du X, Nair U, Yoo TJ. Morphological and functional alterations of the cochlea in apolipoprotein E gene deficient mice. *Hear Res*. 2005; 208:54-67.

25. Quaranta N, Ramunni A, Brescia P, D'Elia A, Vacca A, Ria R. Soluble intercellular adhesion molecule 1 and soluble vascular cell adhesion molecule 1 in sudden hearing loss. *Otol Neurotol*. 2008;29:470-474.

26. Quaranta N, Ramunni A, Brescia P, D'Elia A, Vacca A, Ria R. Soluble intercellular adhesion molecule 1 and soluble vascular cell adhesion molecule 1 in sudden hearing loss. *Otol Neurotol*. 2008;29:470-4.

27. Cohen BE, Durstenfeld A, Roehm PC. Viral causes of hearing loss: a review for hearing health professionals. *Trends Hear*. 2014; 18: 2331216514541361.

28. Scalia G, Palermo CI, Maiolino L, Costanzo CM, Zappal D, Grillo C, Martines AM, Cocuzza S, Russo R, Serra A. Detection of serum IgA to HSV1 and its diagnostic role in sudden hearing loss. *New Microbiol*. 2013;36:41-7.

突発性難聴の内耳疾患
（外リンパ瘻、その他）

松田 帆[1]　池園 哲郎[2]
[1] 埼玉医科大学医学部耳鼻咽喉科講師、[2] 埼玉医科大学医学部耳鼻咽喉科教授

【Keywords】 cochlin tomoprotein（CTP）、内耳窓閉鎖術、カテゴリー分類、内リンパ水腫

はじめに

　突発性難聴は、突然、高度難聴が原因不明で生じた場合に診断され、現在の診断基準では、純音聴力検査での隣り合う3周波数で各30dB以上の難聴が72時間以内に生じたという参考事項が記載されている。また難聴の改善・悪化の繰り返しは無い、という基準も記載されている。そのため、初診時には突発性難聴と診断される症例でも、聴力変動により突発性難聴の診断基準から外れる症例に遭遇することがある。そのような場合、外リンパ瘻も鑑別疾患の一つとして挙げられる。参考事項には、急性低音障害型感音難聴と診断される例を除外する、という記載もある。ただし、低音部中心の感音難聴でも、中音域～高音域まで障害された場合は急性低音障害型感音難聴の診断基準からは外れるため、突発性難聴と診断される。しかしながら、突発性難聴と急性低音障害型感音難聴の治療法、予後は異なるため、鑑別は重要である。急性感音難聴診療の手引きでは、突発性難聴、急性低音障害型感音難聴、外リンパ瘻が代表的疾患として記載されている。そこで本稿では、突発性難聴の鑑別として重要な、外リンパ瘻、急性低音障害型感音難聴に関して、最新の知見を加えて記述する。

1. 外リンパ瘻

　外リンパ瘻は、本邦では突発性難聴の鑑別疾患として診断基準が作成され、現在まで両疾患の鑑別は急性感音難聴診療における論点の一つであった。一方海外では、外リンパ瘻はアブミ骨手術後、頭部外傷後に生じる疾患として多くの報告がされた。症状は、めまい、難聴、耳鳴、耳閉感、自律神経症状など多彩であり、集中力が低下するなどの認知機能低下の報告もある。外リンパ瘻は内耳リンパ腔と周囲臓器の間に瘻孔が生じる病因学的診断であるため、症候学的診断である突発性難聴と臨床症状が類似する可能性がある。ここでは、外リンパ瘻の診断基準、症状、治療について述べる。

外リンパ瘻のカテゴリー分類と診断基準

① カテゴリー分類

　外リンパ瘻診療では、このカテゴリー分類

連絡先：〒350-0495 埼玉県入間郡毛呂山町毛呂本郷38
埼玉医科大学医学部耳鼻咽喉科
松田 帆、池園 哲郎
TEL: 049-276-1253　FAX: 049-295-8061
E-mail: matsuda.han@1972.saitama-med.ac.jp

表1 外リンパ瘻のカテゴリー分類

	外傷、疾患、手術など
1	(1) a. 迷路損傷（アブミ骨直達外傷、骨迷路骨折など） b. 他の外傷（頭部外傷、全身打撲、交通事故など） (2) a. 疾患（中耳および内耳疾患、真珠腫、腫瘍、奇形など） b. 医原性（中耳または内耳手術処置など医療行為）
2	外因性の圧外傷（爆風、ダイビング、飛行機搭乗など）
3	内因性の圧外傷（はなかみ、くしゃみ、重量物運搬、力みなど）
4	明らかな原因、誘因がないもの（idiopathic）

表2 外リンパ瘻の確定診断項目：外リンパ瘻診断基準からの抜粋（厚生労働省難治性聴覚障害に関する調査研究班、2016年改訂）

外リンパ瘻確実例
(1) 顕微鏡検査・内視鏡検査 　顕微鏡、内視鏡などにより中耳と内耳の間に瘻孔を確認できたもの。瘻孔は蝸牛窓、前庭窓、骨折部、microfissure、奇形、炎症などによる骨迷路破壊部に生じる。
(2) 生化学的検査 　中耳から外リンパ特異的蛋白が検出できたもの

が重要である（**表1**）。外リンパ瘻は一般的には中耳・内耳疾患、外傷、外因性および内因性の圧外傷にともなって、内耳外リンパと中耳腔の間に瘻孔を生じるが、特に誘因が見当たらず発症する場合もある。発症の誘因により、

1) カテゴリー1：外傷、中耳・内耳疾患
2) カテゴリー2：外因性の圧外傷（爆風、ダイビング、飛行機搭乗など）
3) カテゴリー3：内因性の誘因（鼻かみ、くしゃみ、重量物運搬など）
4) カテゴリー4：明らかな原因・誘因がない

に分類される[1]。カテゴリー2～4の外リンパ瘻の存在は研究者によっては異論があり、医学トレーニングを受けた国によって認識が大きく異なる。特にカテゴリー4に関しては、その存在を否定する報告もみられた。しかしながら、近年は日本の長年にわたる外リンパ瘻の研究活動は海外でも知られ、アメリカでもこの分類が活用されている[2]。

② 診断基準の変遷

従来の診断基準では、「内視鏡検査もしくは手術（試験的鼓室開放術）により蝸牛窓、前庭窓のいずれかまたは両者より外リンパあるいは髄液の漏出を確認できたもの。または

瘻孔を確認できたもの」が外リンパ瘻確実例とされていた[3]。しかしながら、実際には瘻孔を確認できることはまれであり、外リンパを思わせる液体の流出所見により診断していることが多かった。しかし内耳窓窩は周囲より陥凹しており、手術時の頭位では手術侵襲にともなう組織液、術野洗浄用の生理食塩水などの液体が流入して貯留する。そのため、外リンパの"流出所見"と、この液体の貯留の区別は容易ではない。一方で、cochlin-tomoprotein（CTP）は外リンパ特異的に存在するため、中耳からCTPが検出されれば外リンパの漏出が証明される。そこで、外リンパ瘻の確定診断項目が改訂され、「瘻孔が確認できたもの、もしくは外リンパ特異的蛋白が検出されたもの」が確実例となった（**表2**）。2018年に改訂された「外リンパ瘻診断基準」では、頭部外傷や圧外傷を契機に難聴、めまいを生じた場合、外リンパ瘻疑い例となる。一方誘因が無いカテゴリー4に分類されるCTP陽性例があり、突発性難聴の鑑別として特に重要になる。多施設共同研究の結果でも、誘因が無い外リンパ瘻がまれでは無いことが示されている[4]。しかしながら、突発性難聴の鑑別として最も大事なポイントになるのは発症の誘因の有無であるため、各症例が

表3 外リンパ瘻の診断における cochlin-tomoprotein (CTP) 検査の運用指針

「外リンパ瘻診断基準」における CTP 検査は、外リンパ瘻確実例と診断するために重要な検査であるが、下記の点に留意し実施されるべき検査である。難聴やめまいの症状があり、外リンパ瘻が疑われた場合、「外リンパ瘻診断基準」に記載の「カテゴリー分類」においてカテゴリー1、2、3又は4のどれに該当するかを判断する。

・下記①～④に当てはまるかどうか検討し、検査の適応を慎重に判断して実施する。
①原因既知の疾患、診断基準が定められている疾患【聴神経腫瘍、自己免疫性・遺伝性・薬剤性・感染性（ウイルス、細菌）内耳疾患、突発性難聴、メニエール病、急性低音障害型感音難聴、良性発作性頭位めまい症、前庭神経炎など】に該当しない。
②症状が不安定[注1]である。
③特徴的徴候[注2]が認められる。
④経過観察[注3]をしても、②③の症状が改善されない。
注1. 急速に悪化する難聴、変動・進行性難聴、遷延する平衡障害 注2. 流水耳鳴（「水の流れるような耳鳴」または「水の流れる感じ」）、ポップ音（発症時にパチッなどという膜が破れるような音）、瘻孔症状（外耳、中耳の加圧または減圧でめまいを訴える。または眼振を認める。） 注3. 急性発症の場合、数日～2週間程度。慢性の場合、2週間～2ヵ月程度。
・日本耳鼻咽喉科頭頸部外科学会認定耳鼻咽喉科専門医によって実施される。

どのカテゴリーに該当するかを確認することは必須である。また漏出の生化学的検査に関しては、Gusher のように内耳からの髄液漏もあることから、外リンパ瘻の漏出液が髄液である可能性もある。CTP 検査は、外リンパ漏出の有無を診断する検査であり、今後、中耳洗浄液の髄液漏診断マーカー測定によって新知見が得られる可能性がある。

③ CTP 検査

1）CTP 検査の開発から保険収載まで

われわれは内耳プロテオーム解析の結果を応用して外リンパ特異的蛋白 CTP を同定し、外リンパ漏出の生化学的診断マーカーとなりうることを報告してきた[5]。これにより、従来、術者が目視で主観的に確認していた内耳の瘻孔や外リンパの漏出所見を、客観的かつ低侵襲で検査できるようになった。2012 年 4 月以後、受託検査会社 SRL の協力を得て、医師主導多施設共同研究として全国レベルでのELISA 法による CTP 検査を開始した。その後、さまざまな審査を経て、本検査は 2022

年 7 月に保険収載され日常臨床で検査が可能となった。同時に日本耳科学会から「外リンパ瘻の診断における cochlin-tomoprotein (CTP) 検査の運用指針」（表3）[6]が発表され、検査の実施に必要な一定の条件が示された。

まず、発症の誘因の有無を問診する。過去の圧外傷などは忘れていることも多く、どれだけ過去の誘因が発症に関与するのかなどまだ不明な点も多いため慎重に問診を行う。そして原因既知の疾患、突発性難聴など診断基準が定められている疾患に該当しないことを確認する。ただし、当初突発性難聴と診断された場合でも、難聴が急速に悪化・変動したり、めまいが遷延した場合、症状が不安定であると考えられ CTP 検査の対象となる。急性発症の場合は、数日～2週間程度。慢性の場合、2週間～2カ月程度経過を観察し、検査の適応を判断する。問診の際には流水耳鳴、ポップ音、瘻孔症状にも留意する。

2）CTP 検査の結果の解釈について

CTP 測定値のカットオフ値は、30 ng/mL未満が陰性、30 ～ 60 ng/mL が中間値、60

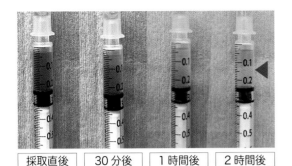

| 採取直後 | 30分後 | 1時間後 | 2時間後 |

図1　採取後の中耳洗浄液の変化

以上が陽性と定義されている。中耳洗浄液（後述）は新規の生体材料であり、CTPも新規診断マーカーである。このためどのような偽陽性因子・偽陰性因子が関与するのかすべては解明されておらず、今後、臨床知見の蓄積により、外リンパ瘻陽性判定の数値は変更される可能性がある。CTP値の生理的変化、性差、年齢差（小児、高齢者）、日内変動などは知られていない。

　CTP検査が陽性の場合、瘻孔および外リンパ漏出が存在することを示している。一方CTPが陰性の場合は、①外リンパ瘻以外の疾患、②瘻孔からの漏出があったが自然停止した、③漏出が間歇的もしくは微量漏出であった、などの可能性がある。このため、CTPが陰性だからといって外リンパ瘻を否定できないことを念頭において診療する。

3）検体採取と保存法

　本検査では新たな検体である"中耳洗浄液"（middle ear lavage）を用いる。検体採取には、1mLのシリンジと軟性針を使用する。中耳腔に生理食塩水を0.3 mL注入し、通常は極めて少量しか漏出しない外リンパをこの洗浄液に捕捉して検査に供する。この回収した液体を中耳洗浄液と呼称する。中耳洗浄液の採取にはさまざまな場面が想定され、鼓膜切開の後、手術中では鼓膜挙上後、鼓膜穿孔

症例では穿孔から、などである。この液体をシリンジで回収後、その回収した液体をさらに2回程度中耳腔に出し入れして、中耳腔全体に行き渡るようにしてから、検体を回収する。その後、検体中に混入した血球や組織デブリなどの除去のために、シリンジを1〜2時間直立させる、もしくは遠心分離したのち、上清を採取する（図1）。これをサンプルチューブに入れ凍結保存する。CTPは安定性の高い蛋白であり、凍結保存が可能である。

　中耳洗浄液採取は、採血や尿検査と異なり、より慎重な操作が必要となるため、本検査は耳鼻咽喉科専門医のみが実施できる検査とされている（表3）。検査中に耳の違和感、軽いめまいなどを自覚することがあるが、これは通常自然に改善する。鼓膜切開などの処置をした場合には、穿孔が残存する可能性があることを説明する。

症状・検査所見

① 蝸牛症状

　難聴の経過は、突発性、進行性、再発性とさまざまである[7]。初回の突発発症の場合は突発性難聴との鑑別が、再発性の場合は低音障害型感音難聴との鑑別が重要である。いずれの疾患との鑑別でも、誘因の有無を問診することが重要である。ただし圧外傷、頭部外傷などの直後ではなく、外傷後数カ月から数年経過してから外リンパ瘻の症状が出現する症例もあるため注意を要する。誘因から長期間経過して発症するメカニズムや画像所見、術中所見（アブミ骨底板の菲薄化）の報告がある[8]。しかしながら、現在のところ、発症からどの程度まで遡って誘因の有無を問診すべきか、誘因から発症までの期間がどの程度であれば発症の誘因と考えるかの明確な基準は無い。一方誘因が無いカテゴリー4では、

難聴の進行、変動を認める症例でCTP陽性例が多い傾向があり、従来の研究班の報告を支持する結果であった。症候学的には突発性難聴との鑑別が困難な外リンパ瘻症例も少なくないため、経過中に聴力が変動する場合には、改めて誘因の有無を問診する、瘻孔症状の有無を確認する、などが必要である。

また聴力型も、水平型、高音漸傾型、聾などさまざまであるが、低音障害型感音難聴症例のCTP陽性例は少なかった。一方、術中の漏出所見が低音障害型感音難聴症例で多いとする報告もあり[9]、今後も注目すべきポイントである。流水耳鳴や発症時のポップ音は特徴的な症状であり、外リンパ瘻との関連性が指摘されている[4]。

② 前庭症状

外リンパ瘻に特異的なめまいの性状は無く、性状はさまざまである。急性期の場合は、一般的な急性の内耳障害と同様、回転性のめまいを自覚することが多い。発症後3ヵ月以上の慢性期に入ると浮動感、浮遊感が主になる。持続するめまいは外リンパ瘻を疑う病歴として重要であり、突発性難聴に伴うめまいで急性期を過ぎてもめまいが持続する場合は、外リンパ瘻を鑑別する必要がある。また突発性難聴は、めまい発作を繰り返すことはない、とされているため、一度消失しためまいが再燃する場合も鑑別として外リンパ瘻を考える必要がある。瘻孔症状も外リンパ瘻を疑う重要な所見である。カテゴリー1に該当し発症30日以内にCTP検査を施行した症例では、5割で瘻孔症状を認めた[4]。これは、カテゴリー1の急性期では圧変化を受容するサイズの瘻孔が開存していることが多いことを意味している。瘻孔症状は外リンパ瘻を疑う所見として重要であるが、瘻孔検査により

症状の悪化を招く可能性があり、注意しながら検査をする必要がある。

③ 画像検査

外リンパの漏出そのものを画像検査で描出することは容易なことではない。しかし、外傷性の場合、アブミ骨陥入や迷路骨包の骨折を描出できる可能性がある。また迷路気腫は、空気の迷入と外リンパ漏出の原因となった瘻孔の存在を示唆する所見として重要である。当科では、鼻かみ後に難聴、めまいが出現し、迷路気腫を認めた症例を経験している[10]。本症例はアブミ骨底板に軽微な先天奇形と思われる骨欠損を認めた。内リンパ水腫はメニエール病で認める所見であるが、外リンパ瘻でも認めるという報告がある[11]。メニエール病としては非典型的な経過の場合は、外リンパ瘻も念頭に置いてCTP検査を施行する。

治　療

① 保存的加療

瘻孔は自然治癒する場合もあり、急性の症状が生じてから1週間程度は安静を保ち自然治癒を待つ。この間頭部を30度挙上しての床上安静、鼻かみ・いきみ等の禁止、感音難聴の程度に応じて副腎皮質ステロイド投与等を行う。めまい症状が1週間以上改善しない場合、難聴が高度、難聴が進行・変動する場合には手術治療も選択される。慢性にめまいが持続している症例や聴力変動が持続している症例では、瘻孔や外リンパ漏出が自然閉鎖する可能性は低く、手術治療が選択されうる。

② 手術

内耳窓閉鎖術は、耳科手術専門医にとって難易度が高い手術ではない。一般的にめまいに対する手術の効果は高いという報告が多い

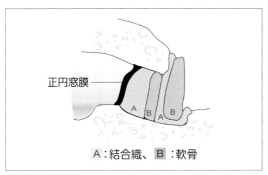

正円窓膜

A：結合織、B：軟骨

図2　RWRの蝸牛窓窩閉鎖方法

が、再発例もあり再手術時に結合組織や筋膜が移動、消失している症例も報告されている。第三の窓症候群の治療目的に、より強固に内耳窓を塞ぐround window reinforcement（RWR）という術式が報告されている[12]。筆者らも、充填組織の移動を防止するために軟骨を用いたRWRを施行している（図2）。内耳窓以外にmicrofissureが瘻孔になっている場合もある。microfissureが術野に現れる部位が報告されており、術者にとって大いに参考になる。手術中には瘻孔が確認できない場合にも、内耳窓閉鎖により症状が改善するとされており、術中の瘻孔・漏出の有無にかかわらず両内耳窓を閉鎖することが多い。

③ 予後

　保存的加療で症状が治癒する症例もあるが、重症例ほど手術治療が選択されるため、保存的加療と手術の効果の差を比較することは難しい。難聴は、より早期の手術で改善する可能性が高いと報告されている[13]。めまいは手術により改善することが多く、難聴とめまいで予後は異なる。われわれの施設では、発症から3ヵ月以上めまいが遷延した症例で外リンパ瘻を疑った場合、内耳窓閉鎖術を施行している。手術施行例の80%以上が、術後1週間以内にめまいの改善を自覚した。慢

性めまい症例で病歴から外リンパ瘻が疑われる症例は、積極的に手術を施行した方がよいと考える。

2. 急性低音障害型感音難聴

　急性低音障害型感音難聴は、急性あるいは突発性に蝸牛症状が発症する疾患のうち、障害が低音域に限定された疾患である。診断基準の参考事項には、低音域3周波の聴力レベルの合計が70dB以上かつ、高音域3周波の聴力レベルの合計が60dB以内とあり、この基準に該当する急性感音難聴は、突発性難聴では無く急性低音障害型感音難聴と診断する。さらに高音域が、診断基準に合致しない場合でも、左右差が無い場合は準確実例となる。難聴の原因は不明であるが、近年その病態として内リンパ水腫の関与が指摘されている。突発性難聴との鑑別点、疫学的特徴、治療について記述する。

診断基準

　①急性に発症した難聴、②低音障害型感音難聴、③めまいを伴わない、④原因不明、が主症状である。純音聴力検査で、低音域3周波数（125、250、500Hz）の聴力レベルの合計が70dB以上かつ、高音域3周波数（2、4、8kHz）の聴力レベルが合計60dB以下であり、主症状の①〜④を満たすものが確実例である。また高音域3周波の聴力閾値が60dB以下の基準を満たさず左右差を認め無い場合は準確実例となる。突発性難聴と異なるのは、蝸牛症状が反復する例があることである。また突発性難聴では両側罹患が1%程度と言われているのに対して、急性低音障害型感音難聴では6%程度とやや多い[14]。好発年齢は、突発性難聴が60代での発症が多いのに対し

て、急性低音障害型感音難聴では30代での発症が最も多く認められる。さらに女性の罹患率が男性の約2〜3倍である。重症度分類は、低音3周波数の合計の値により、Grade1〜4まで分類される。治療効果判定基準にも低音3周波の聴力レベルを用いる。

症状・検査所見

めまいを伴わないと定義されており、めまいを伴い症状を反復する場合にはメニエール病を疑う。めまいの有無にかかわらず、難聴を反復する場合は外リンパ瘻が鑑別疾患となる。外リンパ瘻の項で述べたが、低音障害型感音難聴症例のCTP陽性例は少なかった。そのため典型的な低音障害型感音難聴では、外リンパ瘻を強く疑う必要はないが、当初低音部のみの障害であったものが、高音域の変化も認める場合は外リンパ瘻も疑う必要がある。

画像検査では、メニエール病と同様、内耳造影MRI検査で内リンパ水腫を認める場合がある[15]。

治　療

推定される病態である内リンパ水腫に対する治療効果を期待して浸透圧利尿剤を投与す

るのが一般的であるが、突発性難聴に準じて副腎皮質ステロイドを投与することもある。突発性難聴と比較すると予後良好であるが、症状を反復することや、進行性に難聴が悪化することもあり注意を要する。一般的な治療に抵抗性の場合は、外リンパ瘻の鑑別も必要である。

まとめ

外リンパ瘻の症状は多彩であるが、経過、聴力検査のみでは突発性難聴との鑑別が困難な場合もある。突発性難聴の経過としては非典型である時は、CTP検査により外リンパ瘻と診断できる場合がある。外リンパ瘻は手術により根治可能であり、通常の内耳窓閉鎖術以外にRWRという術式もある。CTP検査の普及により臨床的特徴の解明、治療法とも今後の進歩が期待される。また外リンパ瘻と急性低音障害型感音難聴は、臨床症状が類似しているため、両疾患の鑑別も重要である。突発性難聴、急性低音障害型感音難聴はいずれも症候学的診断であり経過により診断が変わり得る。カテゴリー4の外リンパ瘻は、そのことを念頭に診療に当たる必要がある。

［参考文献］

1. 一般社団法人日本聴覚医学会. 急性感音難聴診療の手引き 2018年版. 2018.
2. Sarna B, Abouzari M, Merna C, et al. Perilymphatic Fistula: A Review of Classification, Etiology, Diagnosis, and Treatment. *Frontiers in neurology*. 2020;11:1046.
3. 厚生省特定疾患急性高度難聴調査研究班平成2年度研究業績報告書. 1991; 20頁.
4. Matsuda H, Sakamoto K, Matsumura T, et al. A nationwide multicenter study of the Cochlin tomo-protein detection test: clinical characteristics of perilymphatic fistula cases. *Acta Otolaryngol*. 2017;137:S53-S59.
5. Ikezono T, Shindo S, Sekiguchi S, et al. Cochlin-tomoprotein: a novel perilymph-specific protein and a potential marker for the diagnosis of perilymphatic

fistula. *Audiol Neurootol*. 2009;14: 338-344.

6. https://www.otology.gr.jp/common/pdf/CTP2022 0701.pdf

7. 松田帆, 池園哲郎. 急性感音難聴 外リンパ瘻. 難聴を治す-2020 年版. JOHNS. 2020;36:26-28,

8. Gadre AK, Edwards IR, Baker VM, et al. Membranous or Hypermobile Stapes Footplate: A New Anatomic Site Resulting in Third Window Syndrome. *Frontiers in neurology*. 2020;11:871.

9. 深谷卓, 野村恭也. 特発性外リンパ瘻の臨床像. 日本耳鼻咽喉科学会会報. 1988;91:233-239.

10. Matsuda H, Tanzawa Y, Sekine T, et al. Congenital Membranous Stapes Footplate Producing Episodic Pressure-Induced Perilymphatic Fistula Symptoms. *Frontiers in neurology*. 2020;11:585747.

11. 福嶋宗久, 北原糺, 堀井新. 他. 外リンパ瘻からの続発性内リンパ水腫形成を疑った2症例. *Equilibrium Research*. 2014;73:16-21.

12. Silverstein H, Kartush JM, Parnes L S, et al. Round window reinforcement for superior semicircular canal dehiscence: a retrospective multi-center case series. *Am J Otolaryngol*. 2014;35:286-293.

13. Komori M, Yamamoto Y, Yaguchi Y, et al. Cochlin-tomoprotein test and hearing outcomes in surgically treated true idiopathic perilymph fistula. *Acta Otolaryngol*. 2016;136;901-904.

14. Yoshida T, Sone M, Kitoh R, et al. Idiopathic sudden sensorineural hearing loss and acute low-tone sensorineural hearing loss: a comparison of the results of a nationwide epidemiological survey in Japan. *Acta oto-laryngologica*. 2017;137:S38-43.

15. Inui H, Sakamoto T, Ito T, et al. Magnetic resonance imaging of the endolymphatic space in patients with acute low-tone sensorineural hearing loss. *Auris, nasus, larynx*. 2019;46:859-865.

鼓室内注入療法 文献レビュー

林 賢
さくら小江戸クリニック院長

【Keywords】ITS（鼓室内注入療法）、SST（全身ステロイド療法）、CT（鼓室内注入療法併用全身ステロイド療法）

　鼓室内注入療法（intratympanic steroid therapy：以下ITS）は、1974年に坂田英治らにより「内耳疾患に起因する耳鳴　4％キシロカインによるブロック療法の試み」として国内にて初めて紹介され[1]、1976年には世界初の4％キシロカインを用いたブロック療法による耳鳴り新規治療として英文誌に報告された[2]。その後、1982年にITSの原型となる「耳鳴りの病態と治療　粘膜麻酔剤ならびにステロイド剤中耳腔注入の成果とともに」と題されたステロイド鼓室内注入療法による耳鳴治療に関する論文が、国内で初めて紹介された[3]。

　急性感音難聴の一つである突発性難聴に対するステロイド治療の有効性は、1980年ステロイド全身投与における二重盲検試験にて報告された後[4]、国内外において多様な報告がなされたが、本書の他項で述べられているように、突発性難聴の発症メカニズムが多岐にわたることもあり、その後の二重盲検試験においては有意な結果が得られず[5,6]、未

だに有効性については議論があるため、2019年度AAO-HSNFの突発性難聴ガイドラインでは推奨度は、あくまでも「option（オプション）」のレベルであり[7]、日本聴覚医学会の「急性感音難聴の手引き2018」における推奨度も「グレードC1（エビデンスは得られていないが、患者へは初期治療としてステロイド剤の全身投与を治療選択肢の一つとして提案する。）」に留まっている[8]。

　一方で、急性感音難聴に対するITSは1996年にSilversteinらによって報告[9]、突発性難聴については主に救済治療についての報告から始まった[10]。初回治療としては2008年Battagliaらによって二重盲検無作為試験（SST 18例、ITS単独17例、鼓室内注入併用全身ステロイド療法（Combined Therapy：以下CT）16例においてITSの有効性が報告された[11]。2011年250症例の無作為化対照試験においてITSの治療効果は、ステロイド全身投与と比して同等の効果があると報告された[12]。今現在、ITSは2019年AAO-HSNFの突発性難聴ガイドラインにおいて救済治療として推奨とされている[7]。2018年日本聴覚医学会の「急性感音難聴の手引き」[8]においてITSは救済治療として推奨度は「グレードB」とされている。しか

連絡先：〒350-0046 埼玉県川越市菅原町22-16
さくら小江戸クリニック
林　賢
TEL: 049-236-3385　FAX: 049-236-3571
E-mail: kenhayashi0811@icloud.com

表1 ITS の治療効果並びに SST に加えた場合（CT）の相乗効果に関する Systemic review

著者	解析内容	解析内容	引用文献数	改善以上のオッズ比（95%CI）	聴力改善度 dB（95%）
Sialakis C [14]	ITS と SST, CT との有効性比較	メタ解析	9	ITS vs SST　Odds Ratio (OR) 1.07 (0.76-1.51) (p=0.68)	
			7	SST vs CT（SST<CT）OR 0.55 (0.38-0.80) (p=0.0002)	
			4	ITS vs CT OR 0.65 (0.37-1.16) (P=0.14)	
Devantier L [15]	ITS の救済治療としての有効性比較	メタ解析	6	観察研究 Risk Ratio (RR) 2.45 p=0.02	観察研究 MD 8.38 higher (3.64–13.13), p= 0.0005
			5	無作為研究 RR 4.19 p < 0.00001	MD 5.89 (95% CI -1.75-13.53), p= 0.13
Plontke SK [16]	ITS と SST, CT との有効性比較	メタ解析	14	IT vs SST（1 次療法）RR 1.04 (0.97-1.12)	MD -9.07 dB better (11.47- -6.66).
			10	SST vs CT（1 次療法）CT RR 1.27 (1.15-1.41)	
			7	IT vs no tratment or placevo（2 次療法）RR 5.55 (2.89-10.68) a small effect	
			1	CT vs SST（2 次療法）RR 2.24 (1.10-4.45)	
Mirsalehi M [17]	ITS と SST の 1 次治療としての有効性比較	メタ解析	6	IT vs SST RR 1.00 (P = 0.199)	MD 0.07 (－0.10- 0.25), P = 0.668
Yang T [18]	ITS と SST の 1 次治療としての有効性比較	メタ解析	15	IT vs SST Risk Differences (RD) 0.08 (P=0.02)	MD 10.43 dB (3.68-17.18)
Li J [19]	ITS と SST, CT との有効性比較	メタ解析	10	ITS vs SST OR 1.07 (P = 0.592)	ITS SST SMD = 0.83 (0.15 to 1.51), P = 0
			12	CT vs SST OR 1.33 (P = 0.909)	SMD = 0.84 (0.47-1.21), P = 0
			2		高濃度 CT/ 高濃度 SST, 中等度濃度 CT/ 高濃度 SST, PTA Mean Differences (MD) = 0.68 (P = 0.074)
Mirian [20]	ITS と SST, CT との有効性比較	メタ解析	7	ITS vs SST RR 0.94 (P=0.19)	
			7	CT vs ST RR 1.11 (P=0.75)	SST vs ITS 2.01-dB (5.61dB-1.59 dB), P=0.96
Lai D [21]	ITS と SST の 1 次治療としての有効性比較	メタ解析	6	ITS vs SST RR 0.9 (P=0.70)	MD 4.69 (5.84-15.22), P=0.38

し、初回治療のITS単独、CTは共に推奨度は「グレードC1」であり、SSTと同様に「治療法の一つとして提案される。」にすぎない。今現在（2022年12月）においてITSは、本邦において保険収載が認められていない。そのため、治療法としての認知度は高いが、あまり普及していないのが現状である。2019年度に日本耳科学会代議員84名を対象としたITSに関するアンケート調査が報告された[13]。このアンケートにおいて、ITSを積極的に勧める割合は35.8%に留まっていたが、保険収載されれば積極的に行うと回答した割合は76.3%であり、その関心の高さにも関わらず保険収載を認められていないことが、ITS施行の大きな障壁となっていることを伺わせる結果であった。

近年、ITSの治療効果並びにSSTに加えた場合（CT）の相乗効果に関するSystemic Reviewが近年相次いで各国で報告された（**表1**）[14〜21]。その中で、CT（ITS+SST）としてSSTとの間に治療効果に有意差を認めたのは、Sialakis C[14]とLi J[19]の2報のみであった。Li Jら[19]は、中等度と高濃度のCTは、高濃度SSTよりも聴力回復の点では有意差があったと報告した。ITSの救済治療としての有効性に有意差を認めたのは、Devantier Lら[15]の報告のみであった。Plontke SKら[16]は、プラセボと比較してITSが有効であると報告した。

また、ITSの効果の違いについて、使用率の高い薬剤は、デキサメタゾン（4mg/mL）、投与回数は4回、投与期間は3.5日、投与期間は12日間であった。興味深いことにプロトコールによる違いは明らかではなかったと報告された[22]。

近年、本邦における突発性難聴プロトコールに関する英文論文がKitoh Rらによって

報告され、ITSは救済治療としての有用性が提唱されている[23]。ITSの治療効果に関するメタ解析を行った本邦での報告は、諸外国に比して非常に少ない[24〜26]。本邦の報告中で、ITSをSSTとCTを比較し、無作為試験を行った報告は存在しない。鈴木らは、高圧酸素とITSを比較した多重ロジスティクス回帰分析において、治療成績はITS群で有意に良好であることが示された（オッズ比2.184、95%信頼区間1.015-4.701、p=0.046）。河野ら[25]は、ITSとSSTと高気圧酸素療法の3者併用療法の治療効果について突発性難聴のGrade 4でのみ2者併用療法より治療効果が良好であり、2kHZ以外の全周波数で平均聴力レベルが改善したと報告している（OR 0.1376［95%信頼区間0.0305-0.6199］p=0.0092）。平賀ら[26]はSSTとCTの有効率は52%と77%であり、CT群が有意に高いことを報告した（OR 3.15［95%信頼区間1.14-8.70］, p=0.024）。有効（著明回復以上）の有無を目的変数として、単変量解析においてp<0.10であったCT、年齢、男性を説明変数としてロジスティック回帰解析を行った場合、モデル全体のp値は0.0112と有意差があり、CTのみが有意な因子であったことを報告している（p=0.044）。本邦における3報告は、無作為試験ではないものの、ITSの有意な有効性を示唆する結果であった。

結語

国内外のsystemic reviewにおいて、ほぼ全ての報告者が論文の結語において「近い将来、無作為試験によるさらなるメタ解析が評価が必要である。」と述べている。これは、突発性難聴の原因が多岐にわたるため症例によって結果に差が出てしまうことは容易に想

像できる。また、本書の他項で述べられているように、ITSの方法論の統一がとれていないことなども理由である。本邦においては、ITSが保険収載されていないため、現在は前向き介入研究として行う場合、あくまでも臨床研究法の特定臨床研究で行われていることが治療効果を評価する上で大きなハードルとなっている。ITSの正確な効果判定を行うためにも、ITSの早期の保険収載承認が望まれる。

［参考文献］

1. 坂田英治. 内耳疾患に起因する耳鳴り― 4%キシロカインによるブロック療法の試み. 耳鼻咽喉科展望. 1974;17:711-715.
2. Sakata E, Umeda Y. Treatment of tinnitus by transtympanic infusion with 4% Lidocaine. Auris Nasus Larynx. 1976;3:133-138.
3. 坂田英治, 伊藤彰紀, 大都京子, 中沢宏, 岩下菜穂子, 野口俊治. 内耳障害を主因とする耳鳴の治療 その2：ステロイド剤中耳腔注入の成果. Audiology Japan. 1983;26:148-151.
4. Wilson WR, Byl FM, Laird N. The efficacy of steroids in the treatment of idiopathic sudden hearing loss. A double-blind clinical study. Arch Otolaryngol. 1980; 106: 772-776.
5. Cinamon U, Bendet E, Kronenberg J. Steroids, carbogen or placebo for sudden hearing loss: a prospective double-blind study. Eur Arch Otorhinolaryngol. 2001; 258: 477-480.
6. Nosrati-Zarenoe R, Hultcrantz E. Corticosteroid treatment of idiopathic sudden sensorineural hearing loss: randomized triple-blind placebo-controlled trial. Otol Neurotol. 2012; 33: 523-531.
7. Chandrasekhar SS, Tsai Do BS, Schwartz SR, Chandrasekhar SS, Tsai Do BS, Schwartz SR, Bontempo LJ, Faucett EA, Finestone SA, Hollingsworth DB, Kelley DM, Kmucha ST, Moonis G, Poling GL, Roberts JK, Stachler RJ, Zeitler DM, Corrigan MD, Nnacheta LC, Satterfield L. Clinical Practice Guideline: Sudden Hearing Loss (Up-date). Otolaryngol Head Neck Surg. 2019;161: S1-S45.
8. 日本聴覚医学会. 急性感音難聴診療の手引き 2018年版. 金原出版. 2018:58-59頁.
9. Silverstein H, Choo D, Rosenberg SI, Kuhn J, Seidman M, Stein I. Intratympanic steroid treatment of inner ear disease and tinnitus (preliminary report). Ear Nose Throat J. 1996;75:468-471,474,476 passim.
10. Ho HG, Lin HC, Shu MT, Yang CC, Tsai HT. Effectiveness of intratympanic dexamethasone injection in sudden—deafness patients as salvage treatment. Laryngoscope. 2004;114:1184-1189.
11. Battaglia A, Burchette R, Cueva R. Combination therapy (intratympanic dexamethasone + high dose prednisone taper) for the treatment of idiopathic sudden sensorineural hearing loss. Otol Neurotol. 2008;29:453-460.
12. Rauch SD, Halpin CF, Antonelli PJ, Babu S, Carey JP, Gantz BJ, Goebel JA, Hammerschlag PE, Harris JP, Isaacson B, Lee D, Linstrom CJ, Parnes LS, Shi H, Slattery WH, Telian SA, Vrabec JT, Reda DJ. Oral vs intratympanic corticosteroid therapy for idiopathic sudden sensorineural hearing loss: a randomized trial. JAMA. 2011;305:2071-2079.
13. 岡田昌浩, 羽藤真人, 吉田尚弘, 他. 経鼓膜的鼓室内注入療法に関するアンケート集計結果報告. Otology Japan. 2020;30:91-96.
14. Sialakis C, Iliadis C, Frantzana A, Ouzounakis P, Kourkouta L. Intratympanic Versus Systemic Steroid Therapy for Idiopathic Sudden Hearing Loss: A Systematic Review and Meta-Analysis. Cureus. 2022;14: e22887.
15. Devantier L, Callesen HE, Jensen LR, Mirian C, Ovesen T. Intratympanic corticosteroid as salvage therapy in treatment of idiopathicsudden sensorineural hearing loss: A systematic review and meta-analysis. Heliyon. 2022;8:e08955.
16. Plontke SK, Meisner C, Agrawal S, Cayé-Thomasen P, Galbraith K, Mikulec AA, Parnes L, Premakumar Y, Reiber J, Schilder AG, Liebau A. Intratympanic corticosteroids for sudden sensorineural hearing loss. Cochrane Database Syst Rev. 2022;7:CD008080.
17. Mirsalehi M, Ghajarzadeh M, Farhadi M, Akbarnejad Z, Ahmadi S, Salem MM. Intratympanic corticosteroid injection as a first-line treatment of the patients with idiopathic sudden sensorineural hearing loss compared to systemicsteroid: A systematic review and meta-analysis. Am J Otolaryngol. 2022; 43:103505.

18. Yang T, Liu H, Chen F, Li A, Wang Z, Yang S, Yang S, Zhang W. Intratympanic vs systemic use of steroids as first-line treatment for sudden hearing loss: A meta-analysis of randomized, controlled trials. *J Otol*. 2021;16:165-177.

19. Li J, Ding L. Effectiveness of Steroid Treatment for Sudden Sensorineural Hearing Loss: A Meta-analysis of Randomized Controlled Trials. *Ann Pharmacother*. 2020;54:949-957.

20. Mirian C, Ovesen T.: Intratympanic vs Systemic Corticosteroids in First-line Treatment of Idiopathic Sudden Sensorineural Hearing Loss: A Systematic Review and Meta-analysis. *JAMA Otolaryngol Head Neck Surg*. 2020;146:421-428.

21. Lai D, Zhao F, Jalal N, Zheng Y. Intratympanic glucocorticosteroid therapy for idiopathic sudden hearing loss: Meta-analysis of randomized controlled trials. Medicine *(Baltimore)*. 2017;96:e8955.

22. Liebau A, Pogorzelski O, Salt AN, Plontke SK. Hearing Changes After Intratympanically Applied Steroids for Primary Therapy of Sudden Hearing Loss: A Meta-analysis Using Mathematical Simulations of Drug Delivery Protocols. *Otol Neurotol*. 2017;38:19-30.

23. Kitoh R, Nishio SY, Usami SI. Treatment algorithm for idiopathic sudden sensorineural hearing loss based on epidemiologic surveys of a large Japanese cohort. *Acta Otolaryngol*. 2020;140:32-3.

24. 鈴木秀明, 森貴稔, 大淵豊明, 寶地信介, 田畑貴久, 池嵜祥司, 橋田光一. 突発性難聴に対するステロイド鼓室内注入療法の治療成績. *Otology Japan*. 2011;21:238-243.

25. 河野敏朗, 松浦省己, 湯田恵子, 松島明美, 石戸谷淳一, 佐久間康徳, 山下ゆき子, 生駒亮, 高橋優宏, 折舘伸彦. Grade 3, 4 の突発性難聴に対する全身ステロイド療法・高気圧酸素療法・鼓室内ステロイド療法の3者併用療法の治療効果について. 日本耳鼻咽喉科学会会報. 2015;118:867-874.

26. 平賀良彦, 和佐野浩一郎, 川﨑泰士, 都築伸桂, 佐原聡甫, 橋本陽介, 小川郁. 突発性難聴に対する鼓室内注入併用全身ステロイド療法. 日本耳鼻咽喉科学会会報. 2021;124:35-42.

ステロイド鼓室内注入療法と保険診療
—保険適用化のために求められる要件—

坂田 英明

川越耳科学クリニック院長

ステロイド鼓室内注入療法は既に多くの回復歴を有し、効能・合理性ともに患者の納得する治療法のひとつである。現存するエビデンスレベルが高い論文の中に、ステロイド療法の無作為化群間比較試験に関する臨床報告論文は非常に少ないが、海外では突発性難聴に対する治療法としてデキサメタゾン、メチルプレドニゾロンなどのステロイドによる鼓室内注入療法は聴力改善を促し、その有効性が確認されている。従って、ステロイド鼓室内注入療法は無作為化比較試験で統計的に有意な成績が得られているが、一方で臨床的な有効性において有意差の確認に関する報告が必要であり、その報告を経て保険適用化を待つのみである。

現在の我が国の診療形態

ステロイド鼓室内注入療法を含め、昨今医療技術の技術革新により、日本国内でも混合診療への柔軟な対応が必要不可欠となりつつある。現在の診療形態は、①保険診療のみ、②自由診療、③保険外併用療養費制度（選定療養および評価療養）、の3部構成となっている。混合診療とは、一連の診療行為の中において保険給付と保険外負担を併用させながら治療を進めていくスタイルだが、現在のところわが国では原則として認められていない。ステロイド鼓室内注入療法は保険適用外のため自由診療に位置付けられることから、本来であれば保険適用内であるはずの処置や内服治療を同日に併用するとすべて自費診療となってしまう。先進医療がこれだけのスピードで発達している現況にあって、混合診療による高度先進医療の利用での患者救済が実現できないのが実状である。

内閣官房・内閣府・財務省・厚生労働省「2040年を見据えた社会保障の将来見通し（議論の素材）」の試算では、2022年度に約44兆円であった日本の医療費が2035年には約70兆円に増加するとされている。ステロイド鼓室内注入療法は、入院によるステロイド全身治療と比較すれば医療費を抑える治療である。保険適応が待たれるとともに、突発性難聴をはじめ難治性とされるめまい、耳鳴などの療法対象者への混合診療による多角的治療こそが患者の真に求める対応ではないだろうか。

保険適用化を求める議論が白熱化

薬や医療機器が保険の適用を受けるためには、動物実験や人間に対する臨床試験などが必須である。また、耳鼻咽喉科関連学会内における本治療法の有効性や普及を望む声など

報告書

　　　　　　　　　　　　　　　　先生

　お尋ねをいただきましたことにつきまして、以下のとおりご報告申し上げます。
・　鼓室内注入療法は保険点数としては認められていませんが、　　県医師会内の耳鼻科の先生
方の間では「突発性難聴でステロイドの鼓室内投与した場合の算定は、突発性難聴の病名で認め
るが注記を必要とする（症状に応じて既存の保険点数に当てはめて算定する）。」というコンセン
サスが得られているようです。
・　国保連合会の耳鼻科審査委員の先生方は医師会員が多いことから、審査の運用上、同様の取
扱いとしているようですが、国保連合会として上記の取扱いを定めたわけではないとのことです。
・　また、　　先生からのお手紙にございました　　　　　厚生局指導監査課に確認したところ、
「保険点数として認められていない鼓室内注入療法を　　県だけ認めることはないが、審査支払機
関でどういう取り扱いをしているかは把握していない。」とのことでした。
（なお、　　　　　厚生局は厚生労働省の地方出先機関であり、　　　県とは別の組織でございます）
　以上でございます。どうぞよろしくお願い申し上げます。

　　　　　　　　　　　　　　　　　　　　　　　　　　　　令和4年9月

　　　　　　　　　　　　　　　　　　　　　　　　　　　　医療政策課

某県での鼓室内注入に対する行政の現状の考え

のコンセンサスも必要であり、現在、日本耳鼻咽喉科頭頸部外科学会でも議論が白熱している。さらに、この治療法に必要な医療器具の開発を担ってくれる企業の応援も不可欠である。もちろん、有効性を示す研究や論文でエビデンスを構築する必要があり、優れた技術と結果だけでは認められるものではない。しかし、ステロイド薬は安価かつ既に多方面で活用されている薬剤であるために、保険適用外の方法かつ鼓膜穿孔のリスクを伴う本手法では、補償を含め多額の費用を要する大規模臨床試験が行われるにはハードルが高いのも現実である。さらに、鼓室内注入自体は高度な手技を必要としないが、手技の統一や新たに導入を検討している医師への手技習得の

機会や研修なども課題であろう。

　耳鼻科領域の開業クリニックでは、中耳炎、副鼻腔炎や蓄膿症の手術が日帰り手術で行われることがある。日本ではそれほど多くは行われていないが、アメリカやイギリスなど欧米ではそれら手術の7～8割は日帰りで行われている。これらの国では日帰り手術は保険で認められているので、なかなか入院できないという経済事情のある患者さんも安心して受けられる。

　鼓室内注入療法が保険で認められなければ、通常は経済的、精神的、時間的恩恵を受けることのできるこの方法でも、国に本手法が認められていない中で万に一つでもトラブルが生じた場合、補償など後ろ盾がないため

に責任が診療所にのしかかり存続の危機に見舞われる可能性がある。こういった懸念を勘案すると、出来るだけ早期の保険適用が望まれる。

大規模な多施設臨床試験の必要性

鼓室内注入療法の保険診療が認められるまでは、原則として自費診療の対象となる。また、自費診療と保険診療の混合診療は原則的に認められていないため、この鼓室内注入療法は保険診療として認めてもらうまでのステップ、有効性、安全性、普及性の証明を行わなければならず、現時点では有効性、安全性の証明が課題であろう。

新しい治療法を取り入れることは可能だが、やはり普及させるには保険診療が認められることが肝要である。鼓室内注入療法をめぐって、海外では医療事故等の問題が取り上げられていることも少なく、安全上の問題は限定的といえる。しかし、国民の理解や確固たるエビデンスを築くための成績を得るために少なくとも1回は大規模な多施設での臨床治験が必要ではないだろうか。なぜならば、突発性難聴は、約2週間入院して治療するスタンダードな治療法でも、日帰り手術で鼓室内注入療法を行っても、3人に一人の患者さんは完治しない可能性があるからである。不運にも治らなかった患者さんの理解を得るのは難しいが、少数の患者さんから承諾を得て、少なくとも治療効果は既存の治療法と効果に遜色がないデータを示すことが必要である。

通常の投与法が不成功に終わった後に行うステロイド鼓室内注入療法（サルベージ療法）のケースが報告されることは経験しているが、診療報酬、医療経済を含めて議論されることはほとんどない。

誰もが、より良い医療を受けたいと願って

いる。その費用は誰が負担するのか？　保険料の引き上げや消費増税などの議論はあると思うが、いずれにしても国民自身の負担は避けられないであろう。やはり医療者と患者が共に国を動かす evidence-based review のような観点が必要ではないかと思う。

以前、米国での学会出席の際に訪ねたジョンズ・ホプキンス大学では、ステロイド鼓室内注入療法を盛んに施行している様子を目の当たりにした。出会った医師らは皆、治療法の優れている点を口にし、突発性難聴治療に携わる多くの耳鼻科医であれば、その多くが手がけたい術式であることが想像できる。それでも、本邦では選択の余地がない状況でない限り第一選択として行うことはできない医師は多い。現在、ステロイド鼓室内注入療法の導入を公言していない医療機関へ患者さんが訪れこの治療を求めても、すぐ治療してもらえる状況にはないのが現状である。それは経済的な問題ではなく、専門学会のコンセンサスや、厚生労働省の保険適用などの基盤が未だ築かれていないことが要因であることが想像できる。安全性を強調する専門家の意見や、海外でのエビデンスデータが揃っていても導入への障壁は高い。

日本では、大学病院などの医療機関では、治療の可能性を求めるために、国内未承認の治療や保険適用外の治療にアクセスできる機会が多いが、一般の実地医家（開業医）では保険適用外の治療を導入することは難しい。患者さんの精神的、経済的、時間的負担を考えれば、ステロイド鼓室内注入療法が保険適用となることが、切に望まれる。

特定臨床研究の結果を用いた承認申請

治験を実施するには特に資金面でのハードルが高い。一方で、臨床研究法下の特定臨床

研究でデータを集め、その結果を用いることは選択肢の一つかもしれない。

2018年4月に臨床研究法が施行され、5年経過した2023年には、特定臨床研究で得られた試験成績を医薬品の承認申請に利用する場合の留意点・考え方が、厚生労働省医薬・生活衛生局医薬品審査管理課から報告された。

これによると、特定臨床研究で得られた試験成績を承認申請に利用する場合には、承認申請における当該臨床研究の位置付け等を総合的に考慮した上で求められる信頼性の水準が判断されるとある。

具体的な留意点・考え方の一例としては以下の7点が挙げられている。

① 症例報告書からデータセットの作成、解析及び総括報告書の作成までの過程の適切性並びにデータの信頼性を研究責任医師が適切に説明できること。また、申請者が承認申請に利用するにあたり当該手順の適切性並びにデータの信頼性を確認できること。

② 特定臨床研究に用いられる医薬品の保管等が適正に行われていることを研究責任医師が適切に説明できること。

③ モニタリングの方法は、リスクや実施可能性に応じて、オンサイトモニタリング、オンサイトモニタリングと中央モニタリングの組合せ、又は中央モニタリングを選択することができるが、いずれの場合であっても、その方法を選択した妥当性を研究責任医師が適切に説明できること。

④ 監査の実施の必要性及び方法は、リスク及び実施可能性に応じて選択することができるが、いずれの場合であっても、その方法を選択した妥当性を研究責任医師が適切に説明できること。

⑤ モニタリングや監査において実施される原資料の直接閲覧は必ずしも全症例を対象とする必要はないものの、リスクや実施可能性に応じて、症例や項目等を抽出する場合の妥当性について研究責任医師が適切に説明できること。

⑥ 監査を実施する場合は、研究責任医師とは独立した第三者による実施であることを研究責任医師が適切に説明できること（例えば、当該特定臨床研究から独立していることが確認できる臨床研究中核病院の研究支援部門等が実施等）。

⑦ 対象者保護の観点から副作用情報の収集状況及びその妥当性を、研究責任医師が適切に説明できること。

治験と比べると費用は圧縮できると考えられるが、それでも上記の品質を担保したうえで研究を実施するには、費用がかかる。特定臨床研究はその初回の審査費用だけでも軒並み 500,000 円かかる。承認申請を得るに足るような多施設共同研究を実施し、モニタリングや監査を独立した外部機関に依頼するのであれば、最低数百万の予算確保が必要となるだろう。有志の先生方で研究グループを作り、科研費を得て実施することが現実的なところではなかろうか。

Current applications of intratympanic corticosteroid therapy for inner ear disorders

Joshua Lee BSc, Omid Moshtaghi MD MS, Peter R. Dixon MD MSc, Jeffrey P. Harris MD PhD

Department of Otolaryngology-Head & Neck Surgery, University of California San Diego, United States

【Keywords】 intratympanic (IT) corticosteroids, inner ear, dosage, delivery, Meniere's Disease, sensorineural hearing loss, autoimmune inner ear diease (AIED)

Introduction

The first intratympanic injection description was published by a German physician Dr. Weber-Liel, who described its use in treating Eustachian tube dysfunction in 1879 (Weber, 1879). In modern history, it was first popularized by Harold Schuknecht in 1957 when he published a landmark report on the use of streptomycin in Meniere's disease (Schuknecht, 1957). Applications for this drug delivery route were expanded with the use of urea as a mucolytic agent in 'glue ear' by Francis Bauer in the late 1960's (Bauer, 1968, Bauer, 1971). There was a renewed interest in the local application of other aminoglycosides, particularly gentamicin, for patients suffering from Meniere's disease (Lange, Beck,) as well as the use of IT corticosteroids for fa-cial paralysis (Bryant, 1973, Beck and Schmidt, 1978, Lange, 1995). Since then, the widespread use of IT corticosteroids for various otologic diseases have become common place and indications continue to expand as more is learned about the pathophysiology of otologic conditions and the role steroids can plan in their amelioration.

The powerful anti-inflammatory effects of glucocorticoids have led to their use in several otologic pathologies thought to be mediated in part by inflammation including sudden sensorineural hearing loss, Meniere's disease, and autoimmune inner ear disease (AIED) among others. However, glucocorticoid receptors are widely distributed, and systemic administration of corticosteroids is associated with several off-target effects. Motivation to maximize target organ concentration and avoid side effects associated with systemic absorption has led to efforts to demonstrate efficacy and safety of localized administration. In the case of otologic pathologies, localized administration takes of the form of intratympanic (IT) drug delivery.

連絡先 (contact address)：
Prof. Jeffrey P. Harris, M.D., Ph.D., F.A.C.S.
University of California San Diego
9300 Campus Point Drive #7895
La Jolla, CA 92037-7895
Phone: 858-657-6933
Fax: 858-657-6923
Email: jpharris@health.ucsd.edu

Intratympanic drug delivery technique

Variations on the basic intratympanic drug delivery technique have been described, but most follow a theme of instillation of the drug through a needle inserted through the tympanic membrane with or without the use of topical anesthetic. Techniques vary by institution and provider and are often a reflection of training and personal experience. Superiority of one technique over another has not been demonstrated with high-level evidence.

It is the expert opinion of the senior author J.P.H. to perform the procedure in the following manner: Under otomicroscopic examination, the patient is placed in a comfortable position with head turned away. Local anesthetic is used using phenol delivered on a 3 French suction handpiece not connected to any suction tubing, or with an Apdyne Phenol Applicator Kit. These provide a more localized delivery of anesthetic compared to the use of standard large diameter swabs. The anesthetic is applied to two separate areas of the TM, the anterior superior quadrant for a ventilation hole and the posterior inferior quadrant for the injection myringotomy. Next, a 27-gauge spinal needle, bent to facilitate maximal visualization, is attached to a 3-cc syringe preloaded with 1 cc of 10 mg/ mL (or 24 mg/mL) of dexamethasone. The needle is used first to make ventilation myringotomy in the superior anterior quadrant just anterior to the short or lateral process of the malleus, and finally the posterior inferior quadrant myringotomy is used to slowly inject. After infusion, the patient is asked to turn on their side with the affected ear up and avoid swallowing to minimize the amount of injected medication from exiting the middle ear via the eustachian tube and maximize diffusion through the round window membrane. A suction is provided to the patient for pooling saliva, or they are instructed to spit into a basin. They remain in this position for 30-40 minutes.

Variations on this approach have been described. There is variation in needle size ranging from 22- 27 gauge and length. Volume of injections varies from 0.3 to 0.7 mL through a single myringotomy injection. Given normal middle ear volume is 1.4±0.3 mL (Ahn et al., 2008), a second ventilation myringotomy may facilitate larger volume injection while limiting the middle ear pressure rise, though some providers perform the instillation through a single myringotomy. The location of injection varies as well, with some preferring the anterior superior quadrant and others posterior inferior quadrant with the thought that the posterior injections facilitate maximum diffusion over the round window. The use of a tympanostomy tube has been described to facilitate multiple instillations over a treatment course without the need for additional procedures but is associated with the added risks associated with the tympanostomy tube including a residual perforation. Alternative methods that have not reached mainstream adoption include use of a Microwick, microcatheters and hydrogel formulations (Li et al., 2013, Silverstein, 2004, El Kechai, 2016).

Table. Example adverse effects associated with systemic corticosteroid administration

System	Example effects	References
Neuropsychiatric	Steroid psychosis Anxiety Depression	Yasir et al., 2022) (Brown and Chandler, 2001)
Cardiovascular	Sodium and fluid retention Hypertension	(Yasir et al., 2022) (Panoulas et al., 2008)
Metabolic	Lipodystrophy (moon face, buffalo hump) Anti-anabolic (muscle wasting)	(Yasir et al., 2022) (Hasselgren et al., 2010) (Fardet et al., 2007)
Endocrine	Hyperglycemia Insulin resistance Diabetes mellitus	(Yasir et al., 2022) (Tamez-Pérez et al., 2015) (Hoes et al., 2011)
Skeletal	Osteoporosis Short stature (children)	(Yasir et al., 2022) (Dykman et al., 1985)
Gastrointestinal	Peptic ulceration	(Yasir et al., 2022) (Piper et al., 1991)
Eyes	Cataract Glaucoma	(Yasir et al., 2022) (Thiele et al., 2005) (Tripathi et al., 1999)
Vulnerability to infection	Candidiasis	(Youssef et al., 2016)

The procedure is typically well-tolerated and safe. The most common complication is post treatment otitis media seen in 7% of cases and persistent tympanic membrane perforations range from 3- 38% (Lambert et al., 2016, Lambert et al., 2012, Patel et al., 2016b). Other reported complaints are transient dizziness, pain at the site of the injection, and a burning sensation (Liu et al., 2016). Discomfort can be mitigated with use of topical anesthetics, and the risk of caloric-mediated vertigo during instillation can be mitigated by warming the solution to body temperature prior to instillation. One metanalysis quantified the incidence of reported side effects (El Sabbagh et al., 2017). In total, 13% of study population reported short lived effects of fullness, headache, otalgia and dizziness. Moderate symptoms and complications including dizziness and healed TM perforations within 1 month represented 1.2% of the study population. The most serious complications, including infections associated with persistent otorrhea requiring topical antibiotic and TM perforation requiring myringoplasty composed 0.7% of adverse events.

Mechanism

Corticosteroids act on glucocorticoid receptors to produce anti-inflammatory and immunosuppressive effects (Hodgens and Sharman, 2022). The corticosteroid molecule diffuses across cell membranes and signal through genomic and non-genomic pathways (Ramamoorthy and Cidlowski, 2016). Genomic pathways are mediated by binding the glucocorticoid receptor, triggering a conformational change that results in rapid translocation of the ligand-receptor complex into the nucleus where it activates gene transcription and repression affecting inflammatory pathways. Non-genomic glucocorticoid actions are mediated by binding cytosolic or membrane-bound glucocorticoid receptors that trigger more rapid signaling cascades that do not rely on time-consuming protein synthesis. Inhibition of phospholipase A2 and its accompanying suppression of arachidonic acid release and metabolism is one example of the non-genomic mechanisms.

The target organ for most applications of intratympanic corticosteroid administration is the inner ear. Diffusion of the corticosteroid from the middle ear space into the inner ear is believed to occur primarily across the round window (de Cates and Winters, 2022, El Kechai et al., 2015, Nyberg et al., 2019). Once in the inner ear, the drug is free to exert its effect on multiple areas including the stria vascularis, hair cells, and supporting cells (Lee et al., 2019). A theoretic advantage to intratympanic corticosteroid administration is a higher inner ear drug concentration as compared to that achievable with systemic administration. Indeed, pharmacokinetic studies in animal models have demonstrated inner ear concentrations to be 260 times higher after IT corticosteroids compared to the those administered by the oral route (Bird et al., 2011).

Reduced systemic absorption is an additional advantage. Pharmacokinetic studies have demonstrated that IT-corticosteroid administration is associated with negligible serum drug levels (Parnes et al., 1999). Functionally, IT-dexamethasone therapy does not significantly affect bone metabolism or adrenal function thus indicating a lack of systemic effects (Novoa et al., 2014). The **Table** depicts some of the common adverse effects associated with systemic corticosteroid therapy.

Corticosteroid formulations and concentrations

IT steroids come in a variety of forms such as 30-40 mg/mL methylprednisolone, 10-24 mg/mL dexamethasone, or 40 mg/mL of triamcinolone acetonide- with doses ranging 0.4-0.8 mL (Dahm et al., 2019, Taha et al., 2019). Drugs that have higher liposolubility, smaller molecular size, and a positive electrical charge can permeate the round window more easily to deliver local effects (Patel et al., 2019).

In comparing methylprednisolone and dexamethasone, stria vascularis absorption was found to be most rapid with longer duration when comparing dexamethasone to methylprednisolone (Parnes et al., 1999). Interestingly, methylprednisolone diffuses through the round window quicker and found to have higher concentrations within endolymph compared to dexamethasone- however dexamethasone is found to be absorbed more readily in the stria vascularis and surrounding tissue compared to methylprednisolone (Hargunani et al., 2006, Mynatt et al., 2006, Parnes et al., 1999). Furthermore, dexamethasone is advantageous in that it has the highest anti-inflammatory potency and lowest mineral corticoid activity. Further evidence of superiority in treating SSNHL is a meta-analysis showing an improved outcome of dexamethasone compared to methylprednisolone (Ng et al., 2015).

Indications

Sudden sensorineural hearing loss

Sudden sensorineural hearing loss (SSNHL) is defined as an acute hearing loss 30 dB sensorineural hearing loss (SNHL) across three sequential frequencies, occurring over a 72-hour window (Stachler et al., 2012). In the United States, SSNHL affects around 5-27 per 100,000 people each year with the incidence increasing with increased age and male sex (male-to- female ratio 1.07:1) (Alexander and Harris, 2013). The incidence ranges from 11 per 100,000 for patients younger than 18 years to 77 per 100,000 for patients who are 65 years and older (Alexander and Harris, 2013). Idiopathic SSNHL is the most common form and composes 90% of these cases in which no there are no identifiable causes (Stachler et al., 2012).

The pathophysiologic mechanism of SSNHL continues to be an area of active interest and is thought to be multifactorial. Recent data has shown immunomodulatory cells increase concentrations of cytokines, and tumor necrosis factor alpha that causes a reduction in cochlear blood flow that in turn causes the vascular event

resulting in SSNHL (Katsumi et al., 2020, Masuda et al., 2012, Street et al., 2006, Okada et al., 2017). Steroids may play a role in the apoptotic pathway of injured cochlear hair cells with steroids inhibiting or reversing the cascade of apoptosis (Yamahara et al., 2015). Additionally, steroids may provide anti- inflammatory effects, ion homeostasis due to the presence of glucocorticoid receptors in the vestibular and cochlear systems, and immunosuppression (Hamid and Trune, 2008)

Initial therapy

The efficacy of oral corticosteroids in the treatment of SSNHL has been supported by Level 1 evidence for more than 40 years. In 1980, a randomized placebo-controlled trial in 67 patients with SSNHL demonstrated significantly higher rates of improved hearing with patients treated with a corticosteroid (Wilson et al., 1980). It is worth noting, however, that two subsequent trials demonstrated limited benefit of oral corticosteroids as compared to placebo for hearing improvement (Cinamon et al., 2001, Nosrati-Zarenoe, 2011, Nosrati-Zarenoe and Hultcrantz, 2012). Still, the substantial effect size observed in the Wilson et al. 1980 trial drove widespread adoption with subsequent experiments focused on timing, dose, and route of administration.

Intratympanic corticosteroids were demonstrated to be non-inferior to oral prednisone treatment for hearing recovery after SSNHL in a randomized trial involving 250 patients (Rauch et al., 2011). In this trial patients were treated with 4 injections of 40 mg/mL IT methylprednisolone over a two-week period and within 14 days of the onset of hearing loss. The equivalency of oral vs IT is supported by other observation and experimental evidence and is reflected in current guidelines from the American Academy of Otolaryngology (AAO), which provide the option of either oral or IT steroids as initial therapy ideally instituted within 2 weeks of symptom onset (Chandrasekhar et al., 2019, Mirian and Ovesen, 2020a).

Salvage therapy

A critical and consistently reproduced influential variable in the probability of hearing recovery after SSNHL is timing to initiation of steroid therapy. While an absolute time window for initiation of treatment is not well-established, it is observed that earlier treatment is associated with improved odds of recovery. Those who do not recover spontaneously or after initial systemic therapy do not appear to benefit from salvage systemic therapy. However, a growing body of evidence supports IT steroids as salvage treatment in this setting (Lee et al., 2011, Mirian and Ovesen, 2020b, Ng et al., 2015). The use of IT steroids results in a mean improvement of 13 dB in those treated with IT steroids in the salvage setting compared with placebo (Spear and Schwartz, 2011). AAO guidelines support the use of IT steroids but not oral steroids in patients with incomplete hearing recovery 2-6 weeks after onset of symptoms (Chandrasekhar et al., 2019).

Combined therapy

Patients may also be placed on combined ther-

apy of systemic and intratympanic corticosteroids. The benefit of combination therapy is theoretically maximizing corticosteroid delivery to the inner ear by utilizing both oral and intratympanic routes for recovery of hair cells and intracochlear spiral ganglion neurites (Battaglia et al., 2014). A prospective study by Battaglia et al. found that patients who received a high dose prednisone taper (HDPT) of 60 mg/day for 7 days concomitant with a total of 3 weekly IT injections of dexamethasone 10 mg/mL experienced a 34-dB improvement in PTA and 50% improvement in SDS and were more likely to achieve class A hearing than class B (Battaglia et al., 2014). Moreover, in combination with oral steroids, IT steroid use within 7 days of the onset of SSNHL led to an improvement of 20-dB PTA and 30% discrimination score when compared with patients who received systemic steroids with IT steroid use after 7 days of onset (Battaglia et al., 2014). This may however be due to spontaneous recovery of hearing early in the treatment phase creating a "sham effect" (Liebau et al., 2018). Another study examined the effects combination systemic steroids plus IT steroids vs systemic steroids plus hyperbaric oxygen (HBO) on SSNHL outcomes (Suzuki et al., 2012). They found that combination steroid therapy demonstrated higher recovery rates than those in the systemic alone plus HBO group especially in patients with negative prognostic factors including old age, profound hearing loss, and/or vertigo (Suzuki et al., 2012, Suzuki et al., 2019). The current AAO guidelines suggest that further research is needed to understand the efficacy and effectiveness behind combination therapy (Chandrasekhar et al., 2019).

Dosing

There is considerable variability in reports regarding the concentration of steroids for dexamethasone which vary from 4 mg/mL up to 24 mg/mL and for methylprednisolone from 30 mg/mL to 40 mg/mL. Regarding timing, significant variation in literature also exists. With the five RCTs reviewed, 4 injections were completed over the course of 2 weeks with one study using 6 over two weeks. Although duration variation exists- what is clear is a single 24 mg/mL dexamethasone injection is inferior to multiple injections spaced out over time (Haynes et al.,2007). Furthermore, higher doses, of steroid have been proven to be superior- with 24 mg/ mL more efficacious than 10 mg/mL (Alexander et al., 2015).

Ménière's disease

Ménière's disease is an inner ear disorder first described by Prosper Ménière in 1861 with characteristic symptoms involving vertigo attacks with nausea and vomiting, sensorineural hearing loss, tinnitus, and aural fullness (Beasley and Jones, 1996, Koenen and Andaloro, 2022). Ménière's disease is an inner ear disorder that may occur due to accumulation of endolymphatic fluid within the cochlea and vestibular organ with associated symptoms including tinnitus, vertigo, and hearing loss (Koenen and Andaloro, 2022). The prevalence varies between 3.5 to 513 per 100,000 people each year with a higher prevalence amongst older, white and female individuals (Alexander and Harris, 2010). Treatment

starts with non-invasive approaches involving a sodium restrictive diet to medications to destructive approaches of both chemical and surgical labyrinthectomy.

The use of IT steroids was first described by Itoh and colleagues in 1991 (Itoh and Sakata, 1991). The mechanism of IT steroids is multifactorial in that its anti- inflammatory effects should be stabilize vascular endothelium to improve cochlear blood flow – ultimately improving ion and fluid homeostasis within the cochlea (Bertlich et al., 2014, Kim and Marcus, 2011, Long et al., 2004, Otake et al., 2009, Pondugula et al., 2004, Shirwany et al., 1998, Trune et al., 2006, Trune et al., 2000). Specifically local steroids have been shown to influence genes and aquaporins which may help regulate the flow and inner ear fluid, blood flow, and endocochlear potential (Fukushima et al., 2002, Hamid and Trune, 2008, Pondugula et al., 2004, Shirwany et al., 1998).

Current American academy of otolaryngology (AAO- HNS) clinical practice guidelines for Ménière's Disease reserve the use of IT steroids for those patients who are not responsive to noninvasive treatment (Basura et al., 2020). The use of IT steroids is also recommended on an international consensus statement and European position paper in 2018 (Magnan et al., 2018, Nevoux et al., 2018). Regarding hearing, similar to SSNHL, IT steroids have been beneficial in in salvaging hearing in a Ménière's flair with two reviews demonstrating a significant benefit. Among the supporting studies is one RCT in

1998 demonstrating no benefit (Lavigne et al., 2016, Patel, 2017, Silverstein et al., 1998). For the treatment of uncontrolled vertigo symptoms, IT steroids demonstrated a complete vertigo control (class A) according to AAO guidelines (1995) ranged from 31-90% of patients, which is inferior compared to IT gentamicin with success ranging from 70%- 87% of patients (Casani et al., 2012, ElBeltagy et al., 2012, Patel et al., 2016a, Sarafraz et al., 2015). However, one risk of IT gentamicin is hearing loss, with incidence estimates ranging from 12.5- 15.4% compared to 0-8% in IT steroids (Casani et al., 2012, El-Beltagy et al., 2012, Sarafraz et al., 2015, Syed et al., 2015b). When compared to placebo, the use of IT results in improvement in vertigo 85-90% of patients compared to 57- 80% (Lavigne et al., 2016, Paragache et al., 2005, Patel, 2017, Phillips and Westerberg, 2011). Regarding the symptoms of aural fullness, one study found improvement in fullness using IT steroids in 38% of patients (ElBeltagy et al., 2012).

A wide variety of variation to treatment protocols exists, with no one dose and duration found to be most beneficial. Current AAO guidelines recommend a dexamethasone dose ranging from 4-24 mg/ mL or methylprednisolone dose of 30-62.5 mg/mL to be injected into middle ear 3-4 times over the course of 3-7 days (Basura et al., 2020). The differences in treatment protocols may be justified by differing pharmacokinetics between dexamethasone and methylprednisolone. Methylprednisolone penetrates the round window more readily leading to a higher concentration within the endolymph as compared with dexamethasone which tends to be more quickly absorbed into the inner ear stria and surrounding tissues than methylprednisolone (Hargunani et al., 2006, Mynatt et al., 2006, Parnes et al., 1999). There is no current literature that supports standardization of the best dosage, duration, and length of follow-up amongst IT dexamethasone and methylprednisolone for outcome-based measures.

A recent meta-analysis suggests that the best pharmacologic treatment to achieve both hearing preservation and vertigo control in Ménière's is IT steroid plus high dose betahistine (Ahmadzai et al., 2019). IT gentamicin was found to provide benefits towards control of vertigo attacks but did have potential detrimental effects on hearing preservation with high cumulative dosage and short interval between injections. Chia et al showed in a metanalysis on IT gentamicin that low dose titration method until symptoms appear is the most effective in controlling vertigo with acceptable rates of hearing loss (Chia et al., 2004). Systemic and IT therapies aim to improve hearing and prevent vertigo attacks by either reducing pressure in the endolymphatic system or causing a chemical labyrinthectomy (da Costa et al., 2002, Syed et al., 2015a). IT dexamethasone alone versus placebo showed significant improvement over control of the vertigo attacks in one study where 1 mL of 4mg/4mL of dexamethasone was administered 3 times with an interlude of 3 days between doses (Garduño-Anaya et al., 2005). The same study did indicate that IT steroid may be more beneficial than placebo, but the difference was not significant. Another study compared the effectiveness of IT dexamethasone vs. IT methylprednisolone (Masoumi et al., 2017). In the study, one patient group received 4 mg/dL of IT dexamethasone or 40 mg/dL of IT methylprednisolone 3 times a week. IT methyl prednisolone was found to be more beneficial for improvement of hearing loss and vertigo attacks than IT dexamethasone though both did prove to be effective and efficacious treatment options.

Oto-104

OTO- 104 formulation is unique in its suspension of dexamethasone in a buffered gelatin that provide a longer duration infusion of steroid over time. One randomized control trial utilized the formulation of OTO-104 at two different doses of 12 mg/ mL (n=16) and 3 mg/mL (n=14) in a single injection and observed over 3 months (Lambert et al., 2012). The high dose at 12 mg had the largest reduction in vertigo symptoms in Ménière's disease compared to placebo however no statistical significance was found (mean– 0.211 +/- SD 0.153 and mean – 0.124 +/- SD 0.153; p= 0.086.) A subsequent study by the same group using 60 mg dose, again demonstrated improvement in vertigo however failed to achieve statistical significance against placebo with a mean change of – 0.052 [95% CI – 0.108 – 0.004], p = 0.067) (Lambert et al., 2016).

Benign paroxysmal positional vertigo

Benign paroxysmal positional vertigo (BPPV) is the most common cause of vertigo (Lemajić-Komazec and Komazec, 2006). Pathophysio logically, BPPV occurs when the otoconia is displaced from the macula of the utricle into the semicircular canals (Li et al., 2022b). As a result, when an individual moves their head in relation to gravity's direction, the otolithic debris migrate into the semicircular canals which leads to a feeling of rotating (Kim and Zee, 2014). As such, BPPV is known to resolve spontaneously after a few weeks of initial onset. In persistent symptoms, 95% of cases are relieved by canalith repositioning therapy (CRT), but there is a high level of recurrence after resolution of the initial episode (Casani et al., 2018, Dorigueto et al., 2009). This rate was reported to be as high as 50% in 10 years with most recurrences occurring within the first year after CRT (Brandt et al., 2006). A recent meta-analysis reveals that age (≥65 years), female sex, hypertension, migraines, hyperlipidemia, diabetes, cervical spondylosis, osteopenia/osteoporosis, head trauma, otitis media, abnormal vestibular evoked myogenic potential, and long use of computers may contribute to a recurrence of BPPV (Li et al., 2022b).

The mainstay of treatment for BPPV is particle re-positioning maneuvers and vestibular therapy (Li et al., 2022a). Among those who fail to respond, high-resolution magnetic resonance imaging (MRI) data is suggestive of inner ear structural changes that may be associated with persistent symptomatology. This includes filling defects of semicircular canals and narrowing which potentially result from inflammation affecting the membranous labyrinth (Dallan et al., 2007, Horii et al., 2010). An inflammatory mechanism is supported by observed efficacy of IT steroids. In 2016, Perez et al. published a series of 9 patients with persistent BPPV after failed particle repositioning treated with two 0.4-0.5 mL of a 40mg/mL solution of IT methylprednisolone injections demonstrating improvement in 7 (78%) cases (Pérez et al., 2016). Similar efficacy has been replicated in other small series (Kelkar and Johnson, 2018) (Morales-Olavarría et al., 2021), but high-level evidence is lacking and there remains a need for further investigation of the role of IT steroids in BPPV.

Autoimmune inner ear disease

Autoimmune inner ear disease (AIED) is a disorder that affects the inner ear with characteristic progressive, fluctuating SSNHL (McCabe, 2004, Vambutas and Pathak, 2016). It was first described by McCabe in 1979 with diagnosed patients responding well with corticosteroids and cyclophosphamide. We still do not have a clear understanding of the pathogenesis of AIED which poses a challenge in terms of diagnosis. Currently, there has been identification of inner ear specific autoantibodies in a series of patients affected by AIED. (McCabe, 2004, Vambutas and Pathak, 2016, Harris and Sharp, 1990). As such, it has been found co-exist with other autoimmune diseases, and there have been good outcomes with use of immunosuppressant drugs (Harris and Sharp, 1990).

Without standardized diagnostic criteria or reliable biomarkers, AIED diagnosis is made based on clinical evaluation, the presence of SSNHL from audiograms, and response to immunomodulatory drugs (McCabe, 2004, Vambutas and Pathak, 2016, Matsuoka and Harris,2013).

There is still controversy over laboratory tests in search of a reliable biomarker for diagnosis of AIED. Currently, studies are debating the utility of an antibody to Heat Shock Protein-70 as a potential biomarker for AIED (Bonaguri et al., 2007, García Berrocal et al., 2002, Ianuale et al., 2013, Yeom et al., 2003). With the lack of evidence for creating a reliable diagnostic criterion, current studies adhere to the presence of progressive, bilateral SSNHL of at least 30 dB at one or more frequencies that is idiopathic based on MRI imaging, blood tests, and clinical examination (Harris et al., 2003).

Steroids are the mainstay treatment, but the results can vary and may diminish with continued treatment over time. Some studies suggest that fewer than 14% of patients are likely to continue to respond to steroids beyond 34 months (Alexander et al., 2009, Broughton et al., 2004). Systemic route of administration is the first line treatment of AIED, and IT steroids are a potential alternative therapy (IT methylprednisolone 0.3-0.5 mL 40 mg/mL once per week for 2 months (García Berrocal et al., 2002)) for those who can no longer tolerate systemic steroids due to side effects and medical comorbidities. Garcia-Berrocal demonstrated that weekly IT methylprednisolone injections led to the improvement of hearing in 68.75% of patients and improvement of vestibular symptoms in 100% of patients. Alternatively, administering biweekly injections of a 4 mg/mL IT dexamethasone for 6 months after patients reach a plateau of recovery has also been shown to be effective (Breslin et al., 2020). For patients who do not respond to steroids, biologic therapy or nonsteroidal therapy is indicated (Breslin et al., 2020). Clinically, there is no standardization for the dosages and durations for IT steroid treatment for AIED which calls for the need for clinical trials to best create a treatment protocol when IT steroids are needed for AIED patients.

Unanswered Questions and Future Directions

There are a wide variety of indications of IT steroid use in otology. The focus of this review is based on conventional methods and formulations of middle ear steroid delivery. However, this continues to be an area of ongoing research with researchers worldwide investigating alternative formulations that consider the pharmacokinetics of the inner ear and improved delivery of drugs into the inner ear.

Aside from conventional IT injection, investigation into the use of implantable extracochlear catheters that focuses on sustained release delivery onto the round window membrane such as the MicroWick or the μ-Cath and e-Cath have been seen (Piu and Bishop, 2019). The MicroWick is a specifically designed wick that is placed through a tympanostomy tube and rests over the round window. This allows patients to self-administer medication into the external ear canal that would be delivered into the middle ear in a theoretically more effective manner and has been used in treatments such as Meniere's disease, SSNHL, and AIED (Silverstein, 1999). The round window catheters, μ-Cath and e-Cath, are microcatheters that are surgically placed within the round window and ensures continuous and constant drug deliver to the inner ear via a microperfusion pump device that has shown some benefit in Meniere's disease (Plontke et al., 2007, Schoendorf et al., 2001) and SSNHL (Kopke et al., 2001, Lefebvre and Staecker, 2002).

Whether the afforded benefit outweighs the cost and risks of these devices as compared to more traditional transtympanic injections remains unproven.

Novel corticosteroid solution formulations are currently being investigated to prolong the exposure of the inner ear to drugs including natural and synthetic polymers, nanoparticulate systems, and poloxamer-based polymers (Piu and Bishop, 2019, Wang et al., 2009). Examples of natural and synthetic polymers include gelatin and hyaluronic acid which release drug through enzyme-based hydrolysis of the polymer and diffusion out of the matrix (Nakagawa and Ito, 2007). Nanoparticulate systems make use of materials that range from silica-based to liposomes and nanogels where poly(lactic-co-glycolic acid) or PLGA nanoparticles surround bioactive molecules to provide sustained release into the inner ear (Bala et al., 2004, Nakagawa and Ito, 2007, Pyykkö et al., 2016). A polaxamer-based polymer formulation of OTO-104 as discussed previously provides sustained dexamethasone levels in the inner ear after a single intratympanic administration (Piu et al., 2011, Wang et al., 2009). They allow for more controlled release such as waiting for a biological trigger like temperature to ensure the appropriate timing of drug delivery.

Additionally, more invasive options exist in the form of intracochlear delivery devices that are being developed for delivery of drugs directly to the inner ear. These drug eluting devices are typically modified devices of existing technologies like cochlear implants, osmotic pumps, and microperfusion systems (Piu and Bishop, 2019, Barkdull et al., 2005). Paasche et al. (2006) showed that modifying cochlear implant electrodes and coupling them with an external pump system can deliver a bioactive molecule into the inner ear (Paasche et al., 2006). These bioactive molecules could either be incorporated into the cochlear implant electrode carrier, be coated onto the electrode carrier, or the electrode carrier can be hooked up with a pump system to deliver the drug (Plontke et al., 2017). Some of the drugs that have been combined with cochlear implantation include neurotrophins, antiapoptotic substances, and glucocorticosteroids. One study demonstrated the effectiveness of dexamethasone-releasing electrode carriers in hearing preservation compared with conventional electrode carriers after both 6 weeks and 1 year later when evaluating hearing thresholds particularly in the higher frequencies (Douchement et al., 2015).

In any case, the effectiveness and durable results of intratympanic steroid delivery for otologic conditions has withstood the test of time. Despite this, further research in the form of randomized controlled trials is necessary to determine the standard of care for the best dosage and duration for the different types of IT steroids and for each indication that IT steroids are deemed beneficial for otologic condition.

Conclusions

IT steroids have demonstrated advantages to oral steroids in certain patients and pathologies by maximizing target end organ concentration and minimizing the harmful risks of systemic side effects. Given the relatively low side effect profile of IT steroids and its benefits, there continues to be an expansion to other indications beyond the ones summarized in this review. Additionally, alternative formulations and dosing regimens are being researched for improved delivery and efficacy of steroid delivery into the inner ear that considers drug bioavailability, controlled release, and patient convenience. IT steroids are firmly cemented as an important therapy for many conditions and further research is necessary to create a standardized treatment protocol and dosing regimens for the current and future indicated conditions.

[References]

1995. Committee on Hearing and Equilibrium guidelines for the diagnosis and evaluation of therapy in Menière's disease. American Academy of *Otolaryngology-Head and Neck Foundation*, Inc. Otolaryngol Head Neck Surg, 113, 181-5.

AHMADZAI, N., CHENG, W., WOLFE, D., BONAPARTE, J., SCHRAMM, D., FITZPATRICK, E., LIN, V., SKIDMORE, B., ESMAEILISARAJI, L., KILTY, S. & HUTTON, B. 2019. Pharmacologic and surgical therapies for patients with Meniere's disease: a protocol for a systematic review and meta-analysis. *Systematic Reviews*, 8, 341.

AHN, J. Y., PARK, H. J., PARK, G. H., JEONG, Y. S., KWAK, H. B., LEE, Y. J., SHIN, J. E. & MOON, W. J. 2008. Tympanometry and CT Measurement of Middle Ear Volumes in Patients with Unilateral Chronic Otitis Media. *Clin Exp Otorhinolaryngol*, 1, 139-42.

ALEXANDER, T. H. & HARRIS, J. P. 2010. Current epidemiology of Meniere's syndrome. *Otolaryngol Clin North Am*, 43, 965-70.

ALEXANDER, T. H. & HARRIS, J. P. 2013. Incidence of sudden sensorineural hearing loss. *Otol Neurotol*, 34, 1586-9.

ALEXANDER, T. H., HARRIS, J. P., NGUYEN, Q. T. & VORASUBIN, N. 2015. Dose Effect of Intratympanic Dexamethasone for Idiopathic Sudden Sensorineural Hearing Loss: 24 mg/mL Is Superior to 10 mg/mL. *Otol Neurotol*, 36, 1321-7.

ALEXANDER, T. H., WEISMAN, M. H., DEREBERY, J. M., ESPELAND, M. A., GANTZ, B. J., GULYA, A. J., HAMMERSCHLAG, P. E., HANNLEY, M., HUGHES, G. B., MOSCICKI, R., NELSON, R. A., NIPARKO, J. K., RAUCH, S. D., TELIAN, S. A., BROOKHOUSER, P. E. & HARRIS, J. P. 2009. Safety of high-dose corticosteroids for the treatment of autoimmune inner ear disease. *Otol Neurotol*, 30, 443-8.

BALA, I., HARIHARAN, S. & KUMAR, M. N. 2004. PLGA nanoparticles in drug delivery: the state of the art. *Crit Rev Ther Drug Carrier Syst*, 21, 387-422.

BARKDULL, G. C., VU, C., KEITHLEY, E. M. & HARRIS, J. P. 2005. Cochlear microperfusion: experimental evaluation of a potential new therapy for severe hearing loss caused by inflammation. *Otol Neurotol*, 26, 19-26.

BASURA, G. J., ADAMS, M. E., MONFARED, A., SCHWARTZ, S. R., ANTONELLI, P. J., BURKARD, R., BUSH, M. L., BYKOWSKI, J., COLANDREA, M., DEREBERY, J., KELLY, E. A., KERBER, K. A., KOOPMAN, C. F., KUCH, A. A., MARCOLINI, E., MCKINNON, B. J., RUCKENSTEIN, M. J.,

VALENZUELA, C. V., VOSOONEY, A., WALSH, S. A., NNACHETA, L. C., DHEPYASUWAN, N. & BUCHANAN, E. M. 2020. Clinical Practice Guideline: Ménière's Disease. *Otolaryngol Head Neck Surg*, 162, S1-s55.

BATTAGLIA, A., LUALHATI, A., LIN, H., BURCHETTE, R. & CUEVA, R. 2014. A prospective, multi-centered study of the treatment of idiopathic sudden sensorineural hearing loss with combination therapy versus high-dose prednisone alone: a 139 patient follow-up. *Otol Neurotol*, 35, 1091-8.

BAUER, F. 1968. Treatment of "glue ear" by intratympanic injection of urea. *J Laryngol Otol*, 82, 717-22.

BAUER, F. 1971. Intratympanic injection of urea in the treatment of "Glue Ear". *Acta Otorhinolaryngol Belg*, 25, 811-6.

BEASLEY, N. J. & JONES, N. S. 1996. Menière's disease: evolution of a definition. J Laryngol Otol, 110, 1107-13.

BECK, C. & SCHMIDT, C. L. 1978. 10 years of experience with intratympanally applied streptomycin (gentamycin) in the therapy of Morbus Menière. *Arch Otorhinolaryngol*, 221, 149-52.

BERTLICH, M., IHLER, F., SHARAF, K., WEISS, B. G., STRUPP, M. & CANIS, M. 2014. Betahistine metabolites, aminoethylpyridine, and hydroxyethylpyridine increase cochlear blood flow in guinea pigs in vivo. *Int J Audiol*, 53, 753-9.

BIRD, P. A., MURRAY, D. P., ZHANG, M. & BEGG, E. J. 2011. Intratympanic versus intravenous delivery of dexamethasone and dexamethasone sodium phosphate to cochlear perilymph. *Otol Neurotol*, 32, 933-6.

BONAGURI, C., ORSONI, J. G., ZAVOTA, L., MONICA, C., RUSSO, A., PELLISTRI, I., RUBINO, P., GIOVANNELLI, L., MANZOTTI, F. & PIAZZA, F. 2007. Anti-68 kDa antibodies in autoimmune sensorineural hearing loss: are these autoantibodies really a diagnostic tool? *Autoimmunity*, 40, 73-8.

BRANDT, T., HUPPERT, D., HECHT, J., KARCH, C. & STRUPP, M. 2006. Benign paroxysmal positioning vertigo: a long-term follow-up (6-17 years) of 125 patients. *Acta Otolaryngol*, 126, 160-3.

BRESLIN, N. K., VARADARAJAN, V. V., SOBEL, E. S. & HABERMAN, R. S. 2020. Autoimmune inner ear disease: A systematic review of management. *Laryngoscope investigative otolaryngology*, 5, 1217-1226

BROUGHTON, S. S., MEYERHOFF, W. E. & COHEN, S. B. 2004. Immune-mediated inner ear disease: 10-year experience. *Semin Arthritis Rheum*, 34, 544-8.

BROWN, E. S. & CHANDLER, P. A. 2001. Mood and Cognitive Changes During Systemic Corticosteroid Therapy. *Prim Care Companion J Clin Psychiatry*, 3, 17-21.

BRYANT, F. L. 1973. Intratympanic injection of steroid for treatment of facial paralysis. *Laryngoscope*, 83, 700-6.

CASANI, A. P., CERCHIAI, N. & NAVARI, E. 2018. Paroxysmal positional vertigo despite complete vestibular impairment: the role of instrumental assessment. *Acta Otorhinolaryngol Ital*, 38, 563-568.

CASANI, A. P., PIAGGI, P., CERCHIAI, N., SECCIA, V., FRANCESCHINI, S. S. & DALLAN, I. 2012. Intratympanic treatment of intractable unilateral Meniere disease: gentamicin or dexamethasone? A randomized controlled trial. *Otolaryngol Head Neck Surg*, 146, 430- 7.

CHANDRASEKHAR, S. S., TSAI DO, B. S., SCHWARTZ, S. R., BONTEMPO, L. J., FAUCETT, E. A., FINESTONE, S. A., HOLLINGSWORTH, D. B., KELLEY, D. M., KMUCHA, S. T., MOONIS, G., POLING, G. L., ROBERTS, J. K., STACHLER, R. J., ZEITLER, D. M., CORRIGAN, M. D., NNACHETA, L. C. & SATTERFIELD, L. 2019. Clinical Practice Guideline: Sudden Hearing Loss (Update). *Otolaryngology–Head and Neck Surgery*, 161, S1-S45.

CHIA, S. H., GAMST, A. C., ANDERSON, J. P. & HARRIS, J. P. 2004. Intratympanic gentamicin therapy for Ménière's disease: a meta-analysis. *Otol Neurotol*, 25, 544-52.

CINAMON, U., BENDET, E. & KRONENBERG, J. 2001. Steroids, carbogen or placebo for sudden hearing loss: a prospective double-blind study. *Eur Arch Otorhinolaryngol*, 258, 477-80.

DA COSTA, S. S., DE SOUSA, L. C. & PIZA, M. R. 2002. Meniere's disease: overview, epidemiology, and natural history. Otolaryngol Clin North Am, 35, 455-95.

DAHM, V., NIERATSCHKER, M., RISS, D., KAIDER, A., AUINGER, A., HONEDER, C. & ARNOLDNER, C. 2019. Intratympanic Triamcinolone Acetonide as Treatment Option for Idiopathic Sudden Sensorineural Hearing Loss. *Otol Neurotol*, 40, 720-727.

DALLAN, I., BRUSCHINI, L., NERI, E., NACCI, A., SEGNINI, G., ROGNINI, F. & CASANI, A. P. 2007. The role of high-resolution magnetic resonance in atypical and intractable benign paroxysmal positional vertigo: our preliminary experience. *ORL J Otorhinolaryngol Relat Spec*, 69, 212-7.

DE CATES, C. & WINTERS, R. 2022. Intratympanic Steroid Injection. *StatPearls*. Treasure Island (FL).

DORIGUETO, R. S., MAZZETTI, K. R., GABILAN, Y. P. & GANANÇA, F. F. 2009. Benign paroxysmal positional vertigo recurrence and persistence. *Braz J Otorhinolaryngol*, 75, 565-72.

DOUCHEMENT, D., TERRANTI, A., LAMBLIN, J., SALLERON, J., SIEPMANN, F., SIEPMANN, J. & VINCENT, C. 2015. Dexamethasone eluting electrodes for cochlear implantation: Effect on residual hearing. *Cochlear Implants Int*, 16, 195-200.

DYKMAN, T. R., GLUCK, O. S., MURPHY, W. A., HAHN, T. J. & HAHN, B. H. 1985. Evaluation of factors associated with glucocorticoid-induced osteopenia in patients with rheumatic diseases. *Arthritis Rheum*, 28, 361-8.

EL KECHAI, N., AGNELY, F., MAMELLE, E., NGUYEN, Y., FERRARY, E. & BOCHOT, A. 2015. Recent advances in local drug delivery to the inner ear. *Int J Pharm*, 494, 83-101.

EL KECHAI, N., MAMELLE, E, NGUYEN, YET AL. 2016. Hyaluronic acid liposomal gel sustains delivery of a corticoid to the inner ear. *J Control Release*, 226, 248-257.

EL SABBAGH, N. G., SEWITCH, M. J., BEZDJIAN, A. & DANIEL, S. J. 2017. Intratympanic dexamethasone in sudden sensorineural hearing loss: A systematic review and meta- analysis. *Laryngoscope*, 127, 1897-1908.

ELBELTAGY, Y. F., SHAFIK, A. G., MAHMOUD, A. M. & HAZAA, N. M. 2012. Intratympanic injection in Meniere's disease; symptomatic and audiovestibular; comparative, prospective randomized 1-year control study. *The Egyptian Journal of Otolaryngology*, 28, 171-183.

FARDET, L., CABANE, J., LEBBÉ, C., MOREL, P. & FLAHAULT, A. 2007. Incidence and risk factors for corticosteroid-induced lipodystrophy: a prospective study. *J Am Acad Dermatol*, 57, 604-9.

FUKUSHIMA, M., KITAHARA, T., UNO, Y., FUSE, Y., DOI, K. & KUBO, T. 2002. Effects of intratympanic injection of steroids on changes in rat inner ear aquaporin expression. *Acta Otolaryngol*, 122, 600-6.

GARCÍA BERROCAL, J. R., RAMÍREZ-CAMACHO, R., ARELLANO, B. & VARGAS, J. A. 2002. Validity of the Western blot immunoassay for heat shock protein-70 in associated and isolated immunorelated inner ear disease. *Laryngoscope*, 112, 304-9.

GARDUÑO-ANAYA, M. A., COUTHINO DE TOLEDO, H., HINOJOSA-GONZÁLEZ, R., PANE-PIANESE, C. & RÍOS-CASTAÑEDA, L. C. 2005. Dexamethasone inner ear perfusion by intratympanic injection in unilateral Ménière's disease: a two-year prospective, placebo-controlled, double-blind, randomized trial. *Otolaryngol Head Neck Surg*, 133,

285-94.

HAMID, M. & TRUNE, D. 2008. Issues, indications, and controversies regarding intratympanic steroid perfusion. *Curr Opin Otolaryngol Head Neck Surg*, 16, 434-40.

HARGUNANI, C. A., KEMPTON, J. B., DEGAGNE, J. M. & TRUNE, D. R. 2006. Intratympanic injection of dexamethasone: time course of inner ear distribution and conversion to its active form. *Otol Neurotol*, 27, 564-9.

HARRIS, J. P. & SHARP, P. A. 1990. Inner ear autoantibodies in patients with rapidly progressive sensorineural hearing loss. *The Laryngoscope*, 100, 516-524.

HARRIS, J. P., WEISMAN, M. H., DEREBERY, J. M., ESPELAND, M. A., GANTZ, B. J., GULYA, A. J., HAMMERSCHLAG, P. E., HANNLEY, M., HUGHES, G. B., MOSCICKI, R., NELSON, R. A., NIPARKO, J. K., RAUCH, S. D., TELIAN, S. A. & BROOKHOUSER, P. E. 2003. Treatment of corticosteroid-responsive autoimmune inner ear disease with methotrexate: a randomized controlled trial. *Jama*, 290, 1875-83.

HASSELGREN, P. O., ALAMDARI, N., AVERSA, Z., GONNELLA, P., SMITH, I. J. & TIZIO, S. 2010. Corticosteroids and muscle wasting: role of transcription factors, nuclear cofactors, and hyperacetylation. *Curr Opin Clin Nutr Metab Care*, 13, 423-8.

HAYNES, D. S., O'MALLEY, M., COHEN, S., WATFORD, K. & LABADIE, R. F. 2007. Intratympanic dexamethasone for sudden sensorineural hearing loss after failure of systemic therapy. *Laryngoscope*, 117, 3-15.

HODGENS, A. & SHARMAN, T. 2022. Corticosteroids. *StatPearls*. Treasure Island (FL).

HOES, J. N., VAN DER GOES, M. C., VAN RAALTE, D. H., VAN DER ZIJL, N. J., DEN UYL, D., LEMS, W. F., LAFEBER, F. P., JACOBS, J. W., WELSING, P. M., DIAMANT, M. & BIJLSMA, J. W. 2011. Glucose tolerance, insulin sensitivity and β-cell function in patients with rheumatoid arthritis treated with or without low-to-medium dose glucocorticoids. *Ann Rheum Dis*, 70, 1887-94.

HORII, A., KITAHARA, T., OSAKI, Y., IMAI, T., FUKUDA, K., SAKAGAMI, M. & INOHARA, H. 2010. Intractable benign paroxysmal positioning vertigo: long-term follow-up and inner ear abnormality detected by three-dimensional magnetic resonance imaging. *Otol Neurotol*, 31, 250-5.

IANUALE, C., CADONI, G., DE FEO, E., LIBERATI, L., SIMO, R. K., PALUDETTI, G., RICCIARDI, W.

& BOCCIA, S. 2013. A systematic review and meta-analysis of the diagnostic accuracy of anti-heat shock protein 70 antibodies for the detection of autoimmune hearing loss. *Otol Neurotol*, 34, 214-9.

ITOH, A. & SAKATA, E. 1991. Treatment of vestibular disorders. *Acta Otolaryngol Suppl*, 481, 617-23.

KATSUMI, S., SAHIN, M. I., LEWIS, R. M., IYER, J. S., LANDEGGER, L. D. & STANKOVIC, K. M. 2020. Intracochlear Perfusion of Tumor Necrosis Factor-Alpha Induces Sensorineural Hearing Loss and Synaptic Degeneration in Guinea Pigs. *Frontiers in Neurology*, 10.

KELKAR, A. & JOHNSON, I. 2018. A novel use of intratympanic dexamethasone for intractable posterior canal benign paroxysmal positional vertigo: report of two cases. *J Laryngol Otol*, 132, 1147-1149.

KIM, J. S. & ZEE, D. S. 2014. Clinical practice. Benign paroxysmal positional vertigo. *N Engl J Med*, 370, 1138-47.

KIM, S. H. & MARCUS, D. C. 2011. Regulation of sodium transport in the inner ear. *Hear Res*, 280, 21-9.

KOENEN, L. & ANDALORO, C. 2022. Meniere Disease. StatPearls. Treasure Island (FL). KOPKE, R. D., HOFFER, M. E., WESTER, D., O'LEARY, M. J. & JACKSON, R. L. 2001. Targeted topical steroid therapy in sudden sensorineural hearing loss. *Otol Neurotol*, 22, 475-9.

LAMBERT, P. R., CAREY, J., MIKULEC, A. A. & LEBEL, C. 2016. Intratympanic Sustained-Exposure Dexamethasone Thermosensitive Gel for Symptoms of Ménière's Disease: Randomized Phase 2b Safety and Efficacy Trial. *Otol Neurotol*, 37, 1669-1676.

LAMBERT, P. R., NGUYEN, S., MAXWELL, K. S., TUCCI, D. L., LUSTIG, L. R., FLETCHER, M., BEAR, M. & LEBEL, C. 2012. A randomized, double-blind, placebo-controlled clinical study to assess safety and clinical activity of OTO-104 given as a single intratympanic injection in patients with unilateral Ménière's disease. *Otol Neurotol*, 33, 1257-65.

LANGE, G. 1976. OTOTOXISCHE ANTIBIOTIKA IN DER BEHANDLUNG DES MORBUS MENIERE.

LANGE, G. 1995. Transtympanic gentamycin in the treatment of Ménière's disease. *Rev Laryngol Otol Rhinol (Bord)*, 116, 151-2.

LAVIGNE, P., LAVIGNE, F. & SALIBA, I. 2016. Intratympanic corticosteroids injections: a systematic review of literature. *Eur Arch Otorhinolaryngol*, 273, 2271-8.

LEE, J. B., CHOI, S. J., PARK, K., PARK, H. Y., CHOO, O. S. & CHOUNG, Y. H. 2011. The efficiency of intratympanic dexamethasone injection as a sequential treatment after initial systemic steroid therapy for sudden sensorineural hearing loss. *Eur Arch Otorhinolaryngol*, 268, 833-9.

LEE, S.-H., LYU, A.-R., SHIN, S.-A., JEONG, S.-H., LEE, S.-A., PARK, M. J. & PARK, Y.-H. 2019. Cochlear Glucocorticoid Receptor and Serum Corticosterone Expression in a Rodent Model of Noise-induced Hearing Loss: Comparison of Timing of Dexamethasone Administration. *Scientific Reports*, 9, 12646.

LEFEBVRE, P. P. & STAECKER, H. 2002. Steroid perfusion of the inner ear for sudden sensorineural hearing loss after failure of conventional therapy: a pilot study. *Acta Otolaryngol*, 122, 698-702.

LEMAJIĆ-KOMAZEC, S. & KOMAZEC, Z. 2006. Initial evaluation of vertigo. *Med Pregl*, 59, 585-90.

LI, D., CHENG, D., YANG, W., CHEN, T., ZHANG, D., REN, J. & ZHAO, Y. 2022a. Current Therapies in Patients With Posterior Semicircular Canal BPPV, a Systematic Review and Network Meta-analysis. *Otology & Neurotology*, 43, 421-428.

LI, L., REN, J., YIN, T. & LIU, W. 2013. Intratympanic dexamethasone perfusion versus injection for treatment of refractory sudden sensorineural hearing loss. *Eur Arch Otorhinolaryngol*, 270, 861-7.

LI, S., WANG, Z., LIU, Y., CAO, J., ZHENG, H., JING, Y., HAN, L., MA, X., XIA, R. & YU, L. 2022b. Risk Factors for the Recurrence of Benign Paroxysmal Positional Vertigo: A Systematic Review and Meta-Analysis. *Ear, Nose & Throat Journal*, 101, NP112-NP134.

LIEBAU, A., POGORZELSKI, O., SALT, A. N. & PLONTKE, S. K. 2018. Hearing Changes After Intratympanic Steroids for Secondary (Salvage) Therapy of Sudden Hearing Loss: A Meta-Analysis Using Mathematical Simulations of Drug Delivery Protocols. *Otol Neurotol*, 39, 803-815.

LIU, Y. C., CHI, F. H., YANG, T. H. & LIU, T. C. 2016. Assessment of complications due to intratympanic injections. *World J Otorhinolaryngol Head Neck Surg*, 2, 13-16.

LONG, D. S., SMITH, M. L., PRIES, A. R., LEY, K. & DAMIANO, E. R. 2004. Microviscometry reveals reduced blood viscosity and altered shear rate and shear stress profiles in microvessels after hemodilution. *Proceedings of the National Academy of Sciences*, 101, 10060-10065.

MAGNAN, J., ÖZGIRGIN, O. N., TRABALZINI, F., LACOUR, M., ESCAMEZ, A. L., MAGNUSSON, M., GÜNERI, E. A., GUYOT, J. P., NUTI, D. & MANDALÀ, M. 2018. European Position Statement on Diagnosis, and Treatment of Meniere's Disease. *J Int Adv Otol*, 14, 317- 321.

MASOUMI, E., DABIRI, S., KHORSANDI ASHTIANI, M. T., ERFANIAN, R., SOHRABPOUR, S., YAZDANI, N., SAFAEE, A. & FIROUZIFAR, M. 2017. Methylprednisolone versus Dexamethasone for Control of Vertigo in Patients with Definite Meniere's disease. *Iran J Otorhinolaryngol*, 29, 341-346.

MASUDA, M., KANZAKI, S., MINAMI, S., KIKUCHI, J., KANZAKI, J., SATO, H. & OGAWA, K. 2012. Correlations of inflammatory biomarkers with the onset and prognosis of idiopathic sudden sensorineural hearing loss. *Otol Neurotol*, 33, 1142-50.

MATSUOKA, A. J. & HARRIS, J. P. 2013. Autoimmune inner ear disease: a retrospective review of forty-seven patients. *Audiol Neurootol*, 18, 228-39.

MCCABE, B. F. 2004. Autoimmune sensorineural hearing loss. 1979. *Ann Otol Rhinol Laryngol*, 113, 526-30.

MIRIAN, C. & OVESEN, T. 2020a. Intratympanic vs Systemic Corticosteroids in First-line Treatment of Idiopathic Sudden Sensorineural Hearing Loss: A Systematic Review and Meta-analysis. *JAMA Otolaryngol Head Neck Surg*, 146, 421-428.

MIRIAN, C. & OVESEN, T. 2020b. Intratympanic vs Systemic Corticosteroids in First-line Treatment of Idiopathic Sudden Sensorineural Hearing Loss: A Systematic Review and Meta-analysis. *JAMA Otolaryngology–Head & Neck Surgery*, 146, 421-428.

MORALES-OLAVARRÍA, C., SARRÍA-ECHEGARAY, P., TIL-PÉREZ, G. & CARNEVALE, C. 2021. Role of Intratympanic Dexamethasone for Intractable Posterior Canal Benign Paroxysmal Positional Vertigo. *Int Tinnitus J*, 25, 107-111.

MYNATT, R., HALE, S. A., GILL, R. M., PLONTKE, S. K. & SALT, A. N. 2006. Demonstration of a longitudinal concentration gradient along scala tympani by sequential sampling of perilymph from the cochlear apex. Journal of the Association for Research in Otolaryngology : *JARO*, 7, 182-193.

NAKAGAWA, T. & ITO, J. 2007. Drug delivery systems for the treatment of sensorineural hearing loss. *Acta Otolaryngol Suppl*, 30-5.

NEVOUX, J., BARBARA, M., DORNHOFFER, J., GIBSON, W., KITAHARA, T. & DARROUZET, V. 2018. International consensus (ICON) on treatment of Ménière's disease. *Eur Ann Otorhinolaryngol Head Neck Dis*, 135, S29-s32.

NG, J. H., HO, R. C., CHEONG, C. S., NG, A., YUEN, H. W. & NGO, R. Y. 2015. Intratympanic steroids as a salvage treatment for sudden sensorineural hearing loss? A meta-analysis. *Eur Arch Otorhinolaryngol*, 272, 2777-82.

NOSRATI-ZARENOE, R. 2011. *Idiopathic sudden sensorineural hearing loss: corticosteroid treatment, the diagnostic protocol and outcome*. Linköping University Electronic Press.

NOSRATI-ZARENOE, R. & HULTCRANTZ, E. 2012. Corticosteroid treatment of idiopathic sudden sensorineural hearing loss: randomized triple-blind placebo-controlled trial. *Otol Neurotol*, 33, 523-31.

NOVOA, E., GÄRTNER, M. & HENZEN, C. 2014. Systemic effects of intratympanic dexamethasone therapy. *Endocr Connect*, 3, 127-31.

NYBERG, S., ABBOTT, N. J., SHI, X., STEYGER, P. S. & DABDOUB, A. 2019. Delivery of therapeutics to the inner ear: The challenge of the blood-labyrinth barrier. *Sci Transl Med*, 11.

OKADA, M., HATO, N., NISHIO, S. Y., KITOH, R., OGAWA, K., KANZAKI, S., SONE, M., FUKUDA, S., HARA, A., IKEZONO, T., ISHIKAWA, K., IWASAKI, S., KAGA, K., KAKEHATA, S., MATSUBARA, A., MATSUNAGA, T., MURATA, T., NAITO, Y., NAKAGAWA, T., NISHIZAKI, K., NOGUCHI, Y., SANO, H., SATO, H., SUZUKI, M., SHOJAKU, H., TAKAHASHI, H., TAKEDA, H., TONO, T., YAMASHITA, H., YAMASOBA, T. & USAMI, S. I. 2017. The effect of initial treatment on hearing prognosis in idiopathic sudden sensorineural hearing loss: a nationwide survey in Japan. *Acta Otolaryngol*, 137, S30-s33.

OTAKE, H., YAMAMOTO, H., TERANISHI, M., SONE, M. & NAKASHIMA, T. 2009. Cochlear blood flow during occlusion and reperfusion of the anterior inferior cerebellar artery--effect of topical application of dexamethasone to the round window. Acta Otolaryngol, 129, 127- 31.

PAASCHE, G., BÖGEL, L., LEINUNG, M., LENARZ, T. & STÖVER, T. 2006. Substance distribution in a cochlea model using different pump rates for cochlear implant drug delivery electrode prototypes. *Hear Res*, 212, 74-82.

PANOULAS, V. F., DOUGLAS, K. M., STAVROPOULOS-KALINOGLOU, A., METSIOS, G. S., NIGHTINGALE, P., KITA, M. D., ELISAF, M. S. & KITAS, G. D. 2008. Long-term exposure to medium-dose glucocorticoid therapy associates with hypertension in patients with rheumatoid arthritis. R*heumatology (Oxford)*, 47, 72-5.

PARAGACHE, G., PANDA, N. K., RAGUNATHAN, M. & SRIDHARA 2005. Intratympanic dexamethasone application in Meniere's disease-Is it superior to conventional therapy? *Indian J Otolaryngol Head Neck Surg*, 57, 21-3.

PARNES, L. S., SUN, A. H. & FREEMAN, D. J. 1999. Corticosteroid pharmacokinetics in the inner ear fluids: an animal study followed by clinical application.

Laryngoscope, 109, 1-17.

PATEL, J., SZCZUPAK, M., RAJGURU, S., BALABAN, C. & HOFFER, M. E. 2019. Inner Ear Therapeutics: An Overview of Middle Ear Delivery. *Frontiers in Cellular Neuroscience*, 13.

PATEL, M. 2017. Intratympanic corticosteroids in Ménière's disease: A mini-review. *J Otol*, 12, 117-124.

PATEL, M., AGARWAL, K., ARSHAD, Q., HARIRI, M., REA, P., SEEMUNGAL, B., GOLDING, J., HARCOURT, J. & BRONSTEIN, A. 2016a. Intratympanic methylprednisolone versus gentamicin in patients with unilateral Ménière's disease: a randomised, double-blind, comparative effectiveness trial. *The Lancet*, 388.

PATEL, M., AGARWAL, K., ARSHAD, Q., HARIRI, M., REA, P., SEEMUNGAL, B. M., GOLDING, J. F., HARCOURT, J. P. & BRONSTEIN, A. M. 2016b. Intratympanic methylprednisolone versus gentamicin in patients with unilateral Ménière's disease: a randomised, double-blind, comparative effectiveness trial. *Lancet*, 388, 2753-2762.

PÉREZ, P., FRANCO, V., OLIVA, M. & LÓPEZ ESCÁMEZ, J. A. 2016. A Pilot Study Using Intratympanic Methylprednisolone for Treatment of Persistent Posterior Canal Benign Paroxysmal Positional Vertigo. *J Int Adv Otol*, 12, 321-325.

PHILLIPS, J. S. & WESTERBERG, B. 2011. Intratympanic steroids for Ménière's disease or syndrome. *Cochrane Database Syst Rev*, Cd008514.

PIPER, J. M., RAY, W. A., DAUGHERTY, J. R. & GRIFFIN, M. R. 1991. Corticosteroid use and peptic ulcer disease: role of nonsteroidal anti-inflammatory drugs. *Ann Intern Med*, 114, 735- 40.

PIU, F. & BISHOP, K. M. 2019. Local Drug Delivery for the Treatment of Neurotology Disorders. *Frontiers in Cellular Neuroscience*, 13.

PIU, F., WANG, X., FERNANDEZ, R., DELLAMARY, L., HARROP, A., YE, Q., SWEET, J., TAPP, R., DOLAN, D. F., ALTSCHULER, R. A., LICHTER, J. & LEBEL, C. 2011. OTO-104: a sustained- release dexamethasone hydrogel for the treatment of otic disorders. *Otol Neurotol*, 32, 171-9.

PLONTKE, S. K., GÖTZE, G., RAHNE, T. & LIEBAU, A. 2017. Intracochlear drug delivery in combination with cochlear implants : Current aspects. *Hno*, 65, 19-28.

PLONTKE, S. K., MYNATT, R., GILL, R. M., BORGMANN, S. & SALT, A. N. 2007. Concentration gradient along the scala tympani after local application of gentamicin to the round window membrane *Laryngoscope*, 117, 1191-8.

PONDUGULA, S. R., SANNEMAN, J. D.,

WANGEMANN, P., MILHAUD, P. G. & MARCUS, D. C. 2004. Glucocorticoids stimulate cation absorption by semicircular canal duct epithelium via epithelial sodium channel. *Am J Physiol Renal Physiol*, 286, F1127-35.

PYYKKÖ, I., ZOU, J., SCHROTT-FISCHER, A., GLUECKERT, R. & KINNUNEN, P. 2016. An Overview of Nanoparticle Based Delivery for Treatment of Inner Ear Disorders. *Methods Mol Biol*, 1427, 363-415.

RAMAMOORTHY, S. & CIDLOWSKI, J. A. 2016. Corticosteroids: Mechanisms of Action in Health and Disease. *Rheum Dis Clin North Am*, 42, 15-31, vii.

RAUCH, S. D., HALPIN, C. F., ANTONELLI, P. J., BABU, S., CAREY, J. P., GANTZ, B. J., GOEBEL, J. A., HAMMERSCHLAG, P. E., HARRIS, J. P., ISAACSON, B., LEE, D., LINSTROM, C. J., PARNES, L. S., SHI, H., SLATTERY, W. H., TELIAN, S. A., VRABEC, J. T. & REDA, D. J. 2011. Oral vs intratympanic corticosteroid therapy for idiopathic sudden sensorineural hearing loss: a randomized trial. *Jama*, 305, 2071-9.

SARAFRAZ, M., SAKI, N., NIKAKHLAGH, S., MASHALI, L. & ARAD, A. 2015. Comparison the Efficacy of Intratympanic Injections of Methylprednisolone and Gentamicin to Control Vertigo in Unilateral Meniere's Disease. *Biomedical and Pharmacology Journal*, 8, 705- 709.

SCHOENDORF, J., NEUGEBAUER, P. & MICHEL, O. 2001. Continuous intratympanic infusion of gentamicin via a microcatheter in Menière's disease. *Otolaryngol Head Neck Surg*, 124, 203-7.

SCHUKNECHT, H. F. 1957. Ablation therapy in the management of Menière's disease. *Acta Otolaryngol Suppl*, 132, 1-42.

SHIRWANY, N. A., SEIDMAN, M. D. & TANG, W. 1998. Effect of transtympanic injection of steroids on cochlear blood flow, auditory sensitivity, and histology in the guinea pig. *Am J Otol*, 19, 230-5.

SILVERSTEIN, H. 1999. Use of a new device, the MicroWick, to deliver medication to the inner ear. *Ear Nose Throat J*, 78, 595-8, 600.

SILVERSTEIN, H., ISAACSON, J. E., OLDS, M. J., ROWAN, P. T. & ROSENBERG, S. 1998. Dexamethasone inner ear perfusion for the treatment of Meniere's disease: a prospective, randomized, double-blind, crossover trial. *Am J Otol*, 19, 196-201.

SILVERSTEIN, H., THOMPSON, J, ROSENBERG, SI, BROWN, N, LIGHT, J 2004. Silverstein MicroWick, *Otolaryngol Clin North Am*.

SPEAR, S. A. & SCHWARTZ, S. R. 2011. Intratympanic steroids for sudden sensorineural hearing loss: a systematic review. *Otolaryngol Head Neck Surg*, 145, 534-43.

STACHLER, R. J., CHANDRASEKHAR, S. S., ARCHER, S. M., ROSENFELD, R. M., SCHWARTZ, S. R., BARRS, D. M., BROWN, S. R., FIFE, T. D., FORD, P., GANIATS, T. G., HOLLINGSWORTH, D. B., LEWANDOWSKI, C. A., MONTANO, J. J., SAUNDERS, J. E., TUCCI, D. L., VALENTE, M., WARREN, B. E., YAREMCHUK, K. L. & ROBERTSON, P. J. 2012. Clinical practice guideline: sudden hearing loss. *Otolaryngol Head Neck Surg*, 146, S1-35.

STREET, I., JOBANPUTRA, P. & PROOPS, D. W. 2006. Etanercept, a tumour necrosis factor alpha receptor antagonist, and methotrexate in acute sensorineural hearing loss. *J Laryngol Otol*, 120, 1064-6.

SUZUKI, H., HASHIDA, K., NGUYEN, K. H., HOHCHI, N., KATOH, A., KOIZUMI, H. & OHBUCHI, T. 2012. Efficacy of intratympanic steroid administration on idiopathic sudden sensorineural hearing loss in comparison with hyperbaric oxygen therapy. *Laryngoscope*, 122, 1154-7.

SUZUKI, H., KAWAGUCHI, R., WAKASUGI, T., DO, B. H., KITAMURA, T. & OHBUCHI, T. 2019. Efficacy of Intratympanic Steroid on Idiopathic Sudden Sensorineural Hearing Loss: An Analysis of Cases With Negative Prognostic Factors. *Am J Audiol*, 28, 308-314.

SYED, M. I., ILAN, O., LEONG, A. C., POTHIER, D. D. & RUTKA, J. A. 2015a. Ménière's Syndrome or Disease: Time Trends in Management and Quality of Evidence Over the Last Two Decades. *Otol Neurotol*, 36, 1309-16.

SYED, M. I., ILAN, O., NASSAR, J. & RUTKA, J. A. 2015b. Intratympanic therapy in Meniere's syndrome or disease: up to date evidence for clinical practice. *Clin Otolaryngol*, 40, 682- 90.

TAHA, A., SHLAMKOVITCH, N., ABU-ETA, R., YEHESKELI, E., MUALLEM-KALMOVICH, L., GAVRIEL, H. & PITARO, J. 2019. High Dose of Intratympanic Steroids for Sudden Sensorineural Hearing Loss Salvage. *Otol Neurotol*, 40, 1134-1138.

TAMEZ-PÉREZ, H. E., QUINTANILLA-FLORES, D. L., RODRÍGUEZ-GUTIÉRREZ, R., GONZÁLEZ-GONZÁLEZ, J. G. & TAMEZ-PEÑA, A. L. 2015. Steroid hyperglycemia: Prevalence, early detection and therapeutic recommendations: A narrative review. *World J Diabetes*, 6, 1073-81.

THIELE, K., BUTTGEREIT, F., HUSCHER, D. & ZINK, A. 2005. Current use of glucocorticoids in patients with rheumatoid arthritis in Germany. *Arthritis Rheum*, 53, 740-7.

TRIPATHI, R. C., PARAPURAM, S. K., TRIPATHI, B. J., ZHONG, Y. & CHALAM, K. V. 1999. Corticosteroids and glaucoma risk. *Drugs Aging*, 15, 439-50.

TRUNE, D. R., KEMPTON, J. B. & GROSS, N. D. 2006. Mineralocorticoid receptor mediates glucocorticoid treatment effects in the autoimmune mouse ear. *Hear Res*, 212, 22-32.

TRUNE, D. R., KEMPTON, J. B. & KESSI, M. 2000. Aldosterone (mineralocorticoid) equivalent to prednisolone (glucocorticoid) in reversing hearing loss in MRL/MpJ-Fas1pr autoimmune mice. *Laryngoscope*, 110, 1902-6.

VAMBUTAS, A. & PATHAK, S. 2016. AAO: Autoimmune and Autoinflammatory (Disease) in Otology: What is New in Immune-Mediated Hearing Loss. *Laryngoscope Investig Otolaryngol*, 1, 110-115.

WANG, X., DELLAMARY, L., FERNANDEZ, R., HARROP, A., KEITHLEY, E. M., HARRIS, J. P., YE, Q., LICHTER, J., LEBEL, C. & PIU, F. 2009. Dose-dependent sustained release of dexamethasone in inner ear cochlear fluids using a novel local delivery approach. *Audiol Neurootol*, 14, 393-401.

WEBER, L. 1879. On Intratympanic Injections in Catarrhal Affections of the Middle Ear. *Br Med J*, 2, 364-5.

WILSON, W. R., BYL, F. M. & LAIRD, N. 1980. The efficacy of steroids in the treatment of idiopathic sudden hearing loss. A double-blind clinical study. *Arch Otolaryngol*, 106, 772-6.

YAMAHARA, K., YAMAMOTO, N., NAKAGAWA, T. & ITO, J. 2015. Insulin-like growth factor 1: A novel treatment for the protection or regeneration of cochlear hair cells. *Hear Res*, 330, 2-9.

YASIR, M., GOYAL, A. & SONTHALIA, S. 2022. Corticosteroid Adverse Effects. *StatPearls*. Treasure Island (FL).

YEOM, K., GRAY, J., NAIR, T. S., ARTS, H. A., TELIAN, S. A., DISHER, M. J., EL-KASHLAN, H., SATALOFF, R. T., FISHER, S. G. & CAREY, T. E. 2003. Antibodies to HSP-70 in normal donors and autoimmune hearing loss patients. *Laryngoscope*, 113, 1770-6.

YOUSSEF, J., NOVOSAD, S. A. & WINTHROP, K. L. 2016. Infection Risk and Safety of Corticosteroid Use. *Rheum Dis Clin North Am*, 42, 157-76, ix-x.

Current situation overseas: KOREA

Corticosteroid Intratympanic Infusion Therapy in Korea

Young Sang Cho, Yang-Sun Cho

Department of ORL-HNS, Sungkyunkwan University School of Medicine, Samsung Medical Center

【Keywords】 Idiopathic sudden sensorineural hearing loss, Hearing loss, Intratympanic dexamethasone injection, Corticosteroid.

1. Introduction

Corticosteroids (CS) have been widely used for a long time as an empirical treatment for various inner ear diseases, such as idiopathic sudden sensorineural hearing loss (ISSNHL), Meniere's disease (MD), and autoimmune sensorineural hearing loss. In particular, CS is the first line therapy for ISSNHL, and the drug should be administered as soon as possible after the onset of symptoms.

ISSNHL is defined as partial or total hearing loss that occurs within 24-48 hours [1], or sensorineural hearing loss of 30 dB or more, which is induced in 3 or more consecutive frequency bands within three days [2]. Inflammation of the inner ear due to viral infection is known as a major cause, and the most common treatment for this is the use of systemic steroids alone or in combination with other therapies to reduce the inflammatory response of the inner ear [3].

CS has been used for a long time in MD and is believed to reduce both the severity and frequency of vertigo attacks [4,5]. Although the exact mechanism of the effect of CS on endolymphatic hydrops has not been elucidated, several studies propose that they influence the mechanisms of fluid regulation through ion and water homeostasis [6]. CS therapy is also a main therapeutic method for autoimmune sensorineural hearing loss due to its immunosuppressive properties and effects on the regulation of sodium transport [7]. In terms of pathophysiological mechanisms, steroids seem to be the most effective for autoimmune reactions, but the results vary depending on the studies [8,9].

Systemic steroid administration is relatively less invasive than intratympanic injection, but the possibility of complications and the presence of a blood-labyrinthine barrier in the inner ear may cause insufficient delivery into the perilymph [10]. On the other hand, intratympanic dexamethasone injection (IT-DEX), although

連絡先 (contacts address)：

(06351) 81 Irwon-Ro Gangnam-gu. Seoul, Korea
Department of ORL-HNS, Sungkyunkwan University School
of Medicine, Samsung Medical Center
Prof. Yang-Sun Cho
Tel +82-2-3410-3578, Fax +82-2-3410-3879
E-mail yscho@skku.edu

somewhat invasive, is a potential treatment option to avoid well-known systemic side effects of systemic steroid use [11]. However, because it is invasive, patient compliance is lower, and its use is limited if there is a lesion in the middle ear. In addition, if there is a pseudo membrane on a round window, the degree of drug delivery is also different, so these problems should always be considered.

In South Korea, IT-DEX began to be applied in earnest to the ISSNHL patient group from the early 2000s. Currently, there may be some differences in the protocol for each institution, but many hospitals and clinics use systemic steroids and IT-DEX in parallel or alone. In this chapter, we would like to describe the method, indications, and results of intratympanic infusion of corticosteroid used in our institution.

2. Policy For Patients with Sudden Sensorineural Hearing Loss at Samsung Medical Center

a) If systemic steroids are available, systemic steroids treatment is preferred.

b) Basically, for oral steroids, high-dose methyl-prednisolone (HD-MPD) is maintained at 12T (48mg) for one week and is tapered over five days.

c) If the patient has diabetes, they must be hospitalized and given peroral (PO) MPD. During hospitalization, the patient's blood sugar is monitored, and insulin is injected if necessary. (Hospitalization is limited to one week, when 48 mg is required.)

d) IT-DEX is performed if the patient has severe gastrointestinal disorders or contraindications to steroids for other health reasons.

e) If there is no improvement in hearing after 12 days of HD-MPD, IT-DEX is immediately followed.

f) If the patient's contralateral hearing is already very poor, HD-MPD and IT-DEX may be administered simultaneously.

g) Depending on the institutions, vasodilators or blood circulation improving agents are additionally administered for the purpose of improving blood flow, or hyperbaric oxygen therapy is used concomitantly.

3. Methods and Protocols of Corticosteroid Intratympanic Infusion Therapy

A. Local anesthesia

a) After confirming that the tympanic membrane is intact, a 10% lidocaine pump spray or a small lidocaine-soaked cotton ball is applied to the tympanic membrane for local anesthesia. This not only reduces the pain during injection, but also has the effect of alleviating the patient's fear of injection.

b) Another method is to use a dental syringe (2% lidocaine hydrochloride with 1:200,000 epinephrine). An injection is usually performed as a single injection into the posterior superior portion of the ear canal, and although it is more invasive than a cotton ball, this method is faster and more effective.

B. Position

a) All procedures are performed at the outpa-

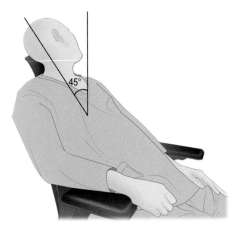

Fig 1. Patient posture for intratympanic dexamethasone injection

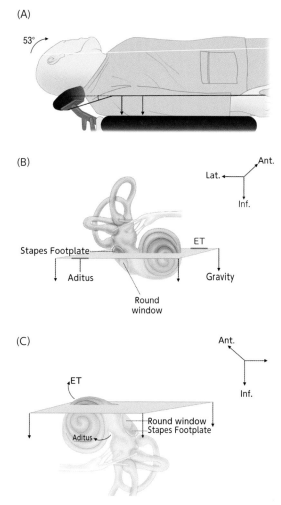

Fig 2. (A) Optimal orientation for IT-DEX in terms of the anatomic relationship among the eustachian tube, aditus ad antrum, and round window. A scheme representing the otic capsule in (B) standing position and (C) optimal orientation [12].

tient clinic, and generally, the chair is slightly reclined, with the patient's head rotated 45 degrees to the unaffected side and the neck extended (**Fig 1**).

b) There is a result of studying the best posture for IT-DEX in 2019 [12] (**Fig 2**). According to the results of this study, 53° rotation away from the injected ear in the vertical axis (yaw), 27° rotation toward the noninjected ear in the longitudinal axis (roll), and 10° neck extension in the transverse axis (pitch).

c) Before the injection, inform patients that they may feel dizzy due to the temperature difference, and be careful not to swallow or talk for 15 to 20 minutes after the injection. (Explains that this may cause the corticosteroid to drain quickly through the eustachian tube, making it less effective.)

C. Injection

a) Dexamethasone (dexamethasone®, 5 mg/mL) is measured and prepared in 1cc syringes.

b) Then, the needle of the 1mL syringe is replaced

with a 24 or 25-gauge spinal needle.

c) To prevent dexamethasone reflux during injection, a ventilation hole is first made through a puncture in the anterosuperior quadrant of the tympanic membrane using the spinal needle (**Fig 3**).

d) Dexamethasone is injected into the anteroinferior quadrant of the tympanic membrane. Infusion should be carried out as slowly as possible

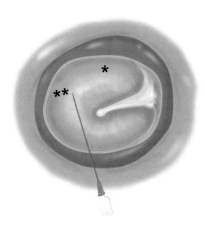

Fig 3. Schematic drawing of intratympanic dexamethasone injection technique (Left ear). After making an anterosuperior myringotomy(*) for the air vent, dexamethasone is injected at the anteroinferior quadrant of the tympanic membrane with 1 cc syringe attached with 24-25 gauge spinal needle (**).

for a long enough time.

e) Depending on the institution or physician, IT-DEX may be performed directly in the anterosuperior quadrant without making a vent. However, in this case, the injection should be slower.

f) The total injection amount is slightly different, but it is about 0.3 to 0.5cc.

D. Post injection

a) The patient lies down for 15 to 20 minutes without changing position.

b) Repeat the same process every 2-3 days for a total of 4 times.

c) When performing repeated injections, if the hole created by the previous injection remains, the injection is repeated through that hole.

d) After a total of 4 injections, the tympanic membrane is inspected with an endoscope about one week later and the hearing test is performed at the same time to evaluate the degree of hearing improvement.

4. The Effect of Corticosteroid Intratympanic Infusion Therapy in Sudden Sensorineural Hearing Loss: The Experience of Samsung Medical Center

Since the early 2000s, our institution has mainly performed IT-DEX for patients with ISSNHL. If systemic steroids are available to the patient, they are used as primary therapy. If there is no or insufficient hearing improvement after systemic steroids, IT-DEX is then used sequentially. The following results are from a retrospective analysis of the electrical medical records of 407 patients who underwent IT-DEX for ISSNHL for the past five years (2017-2021) at our institute.

A. Methods

From January 2017 to December 2021, we reviewed the medical records of our institution retrospectively. A total of 407 patients were enrolled in this study who underwent oral-systemic steroid (HD-MPD) or IT-DEX under diagnosis of ISSNHL.

B. Characteristics of Patients

Of the 407 patients, One hundred ninety four (47.7%) were male and 213 (52.3%) were female. The mean age was 54.09±15.40 and 59 (14.5%) patients had diabetes mellitus (DM). Hearing thresholds at initial visits were 52.17±27.74 dB. One hundred seventy-seven (43.5%) patients took systemic steroids only, and in 193 (47.4%) patients, systemic steroids were administered

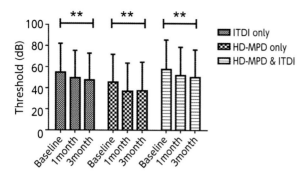

Fig 4. Hearing changes according to treatment methods. Statistically significant differences are indicated with an asterisk (**P<0.01).

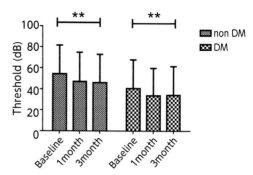

Fig 5. Hearing changes according to presence of diabetes mellitus. Statistically significant differences are indicated with an asterisk (**P<0.01).

first and IT-DEX was used sequentially, and 37 (9.1%) patients underwent only IT-DEX due to underlying diseases.

C. Results

As a result of pure tone audiometry (PTA), in the group treated with IT-DEX alone, the mean pre-treatment threshold (500, 1k, 2k, 4k Hz) was 54.60 dB, and after three months, the threshold significantly improved to 47.39 dB ($p<.001$). In the systemic steroid alone group, the mean hearing threshold was 45.49 dB before treatment, and improved to 37.35 dB after three months ($p<.001$). The HD-MPD and IT-DEX combination treatment group had an average hearing threshold of 57.53 dB before treatment, which was slightly higher than the other two groups, but after three months, the threshold was 50.18 dB, showing a similarly significant ($p<.001$) improvement. As a result, there was no significant difference between the three groups in the degree of hearing change ($p=.897$, Fig 4).

In the DM group, the baseline PTA was 40.47 dB, and significantly improved to 33.94 dB after three months ($p<.001$). In the non-DM group,

the PTA before treatment was 54.11 dB, but after three months, the PTA was 45.99 dB. There was no significant difference in the degree of hearing improvement between the two groups ($p=.656$, **Fig 5**).

In multiple linear regression analysis, gender ($p=.510$), age ($p=.090$) and HbA1c value ($p=.345$) did not affect the degree of hearing improvement. Among the 230 patients who underwent IT-DEX, none of them showed complications such as perforation of the tympanic membrane after treatment.

In summary, IT-DEX showed similar effects when compared to systemic steroids in patients with ISSNHL. IT-DEX is a relatively safe procedure as there are no patients showing complications including perforation of the tympanic membrane after IT-DEX.

5. The Effect of Corticosteroid Intratympanic Infusion Therapy in Sudden Sensorineural Hearing Loss: A Review of Korean Studies

In Korea, reports on the effectiveness and safe-

Table 1. Literature review of the 15 publications concerning clinical evaluation of the efficacy of ITS in ISSNHL patients in Korea

Author	Purpose (Primary/Salvage)	N	Steroid type (M/D)	Concentration (mg/mL)	Frequency	Treatment duration	Number of injection	Pretreatment PTA (dB)	Mean PTA improvement (dB)	% of patients improved	Complication
Han, et al.	Primary	34	D	5	Twice a week	Two weeks	4	76.3±15.0	25.8	79.4	Temporary vertigo
Jung, et al.	Primary	52	D (Comb)	5	EOD	6 days	3	72.6±3.6	29.9±9.4	69.2	N/A
Seo, et al.	Primary	37	D	5	Twice a week	Two weeks	4	58.7±24.6	10.4±17.6	62.1	Temporary otalgia or vertigo
Kim, et al.	Primary	42	D	5	Daily or EOD	3-7 days	3-5	51.3±26.9	12.42±17.53	50	N/A
Sung, et al.	Primary	27	D (Comb)	5	Daily	4 days	4	58.89±25.81	27.67±20.45	66.7	None
Baek, et al.	Primary	147	D (Comb)	5	EOD	10 days	5	N/A	N/A	61.9	N/A
Choung, et al.	Salvage	34	D	5	Twice a week	Two weeks	4	72.0	9.1	38.2	Temporary vertigo
Lee, et al.	Primary	144	D (Comb)	5	Daily or EOD	10 days	7.8	77.0 ±27.6	24.3	63.9	N/A
Kim, et al.	Primary	70/36	D/M	5/15.625	Daily or EOD	7 days	3	60.4±26.2/65.6±27.7	18.3± 19.5/22.4±25.8	30.0/ 38.9	Otalgia
Han, et al.	Primary	19	D	5	Twice a week	Two weeks	4	78.9±24.4	25.2±17.3	84.2	Temporary vertigo
Park, et al.	Primary	32	D	5	Once a week	Two weeks	4	68.4±21.8	23.4±25.7	65.6	Temporary vertigo
Jang, et al.	Primary	55	D (Comb)	5	EOD	7 days	3-5	68.2±23.5	22.6±23.4	59.9	N/A
Oh, et al.	Primary	20	D	5	Daily	4 days	4	48.2±14.7	19.9±15.2	76.5	N/A

PTA: pure tone audiometry D: dexamethasone, M: methylprednisolone, Comb: combination, EOD: every other day, N/A: not available ty of IT-DEX have been published steadily since the early 2000s. The patient group is diverse, such as MD and tinnitus as well as ISSNHL, but this time, only the results for ISSNHL will be summarized focusing on recent results.

In 2002, Park et al. conducted a retrospective review of 72 ISSNHL patients and reported that there was no statistical difference in the degree of hearing improvement between HD-MPD (n=40) and IT-DEX (n=32) group. The IT-DEX group showed improvement in hearing after two injections on average, and there were no specific complications in both groups [13]. In 2005, Choung et al. performed IT-DEX on 34 ears that did not respond after HD-MPD treatment, and 13 ears (38.2%) showed a hearing improvement. In the control group that did not add IT-DEX, only 2 out of 33 ears (6.6%) showed an improvement of hearing [14]. Han et al. divided 114 ISSNHL patients diagnosed with diabetes into three groups: i) peroral steroid, ii) intravenous steroid, and iii) IT-DEX. There was no significant difference in hearing gain and recovery rate among groups. In addition, in the two groups using systemic steroids by other routes, three patients had to stop treatment due to uncontrolled diabetes during treatment. In the IT-DEX group, all treatments were completed successfully and there were no other complications [15]. Kim et al. evaluated hearing improvement by dividing them into

dexamethasone (n=70) and methylprednisolone (n=36) groups to determine the difference in the effects of intratympanic injections. As a result, although there was no difference in the degree of hearing improvement between the two groups, dexamethasone was recommended as the IT-DEX drug because the patients experienced severe pain when methylprednisolone was injected [16]. In 2018, Baek et al. analyzed the effects and prognostic factors of ISSNHL patients who received systemic steroids combined with IT-DEX therapy. As a result, the prognosis was poor with increasing age, down-sloping type and profound hearing loss pattern. Han et al. investigated the effect of IT-DEX interval on hearing recovery. As a result of analyzing a total of 427 patients, there was no significant difference in hearing recovery between the daily treatment group and the group that received IT-DEX every 2-3 days [17]. In addition, the results of other studies on IT-DEX of ISSNHL are summarized in **Table 1**.

Likewise, the therapeutic effect of IT-DEX is thought to be similar to that of oral or intravenous systemic steroids. Also, there was no reported case of permanent perforation of the tympanic membrane. Some reports have reported minor side effects including vertigo and pain after the procedure. Considering the systemic side effects of oral steroids, IT-DEX is considered a very safe procedure.

[References]

1. Siegel LG. The treatment of idiopathic sudden sensorineural hearing loss. *Otolaryngologic Clinics of North America*. 1975;8:467-73.

2. Mattox DE, Lyles CA. Idiopathic sudden sensorineural hearing loss. *The American journal of otology*. 1989;10:242-7.

3. Rauch SD. Idiopathic sudden sensorineural hearing loss. *New England Journal of Medicine*. 2008;359:833-40.

4. Sanz EM, Christiane ZL, Manuel GJ, Teresa MP, Laura RR, De Guzmán RB, et al. Control of vertigo after intratympanic corticoid therapy for unilateral Ménière's disease: a comparison of weekly versus daily fixed protocols. *Otology & Neurotology*. 2013;34:1429-33.

5. Boleas-Aguirre MS, Lin FR, Della Santina CC, Minor LB, Carey JP. Longitudinal results with intratympanic dexamethasone in the treatment of Meniere's disease. *Otology & neurotology*: official publication of the American Otological Society, American Neurotology Society [and] European Academy of Otology and Neurotology. 2008;29:33.

6. Froehlich MH, Lambert PR. The physiologic role of corticosteroids in Meniere's disease: an update on glucocorticoid-mediated pathophysiology and corticosteroid inner ear distribution. *Otology & Neurotology*. 2020;41:271-6.

7. Mijovic T, Zeitouni A, Colmegna I. Autoimmune sensorineural hearing loss: the otology–rheumatology interface. *Rheumatology*. 2013;52:780-9.

8. Niparko JK, Wang N-Y, Rauch SD, Russell GB, Espeland MA, Pierce JJ, et al. Serial audiometry in a clinical trial of AIED treatment. *Otology & Neurotology*. 2005;26:908-17.

9. García-Berrocal JR, Ibáñez A, Rodríguez A, González-García JÁ, Verdaguer JM, Trinidad A, et al. Alternatives to systemic steroid therapy for refractory immune-mediated inner ear disease: a physiopathologic approach. *European Archives of Oto-Rhino-Laryngology and Head & Neck*. 2006;263:977-82.

10. Wilson WR, Byl FM, Laird N. The efficacy of steroids in the treatment of idiopathic sudden hearing loss: a double-blind clinical study. *Archives of otolaryngology*. 1980;106:772-6.

11. Lee HJ, Kim MB, Yoo SY, Park SN, Nam EC, Moon IS, et al. Clinical effect of intratympanic dexamethasone injection in acute unilateral tinnitus: A prospective, placebo-controlled, multicenter study. *The Laryngoscope*. 2018;128:184-8.

12. Ungar OJ, Handzel O, Haviv L, Dadia S, Cavel O, Fliss DM, et al. Optimal head position following Intratympanic injections of steroids, as determined by virtual reality. *Otolaryngology–Head and Neck Surgery*. 2019;161:1012-7.

13. Park YS, Jeon EJ, Yeo SW, Park SN, Park JW, Kim KB. The Effect of Intratympanic Steroid Injection for Sudden Sensorineural Hearing Loss. *Korean Journal of Otorhinolaryngology-Head and Neck Surgery*. 2002;45:1136-40.

14. Choung YH, Park K, Mo JY, Oh JH, Kim JS. The Effects of Intratympanic Steroid Injection for the Patients with Refractory Sudden Sensorineural Hearing Loss. *Korean Journal of Otorhinolaryngology-Head and Neck Surgery*. 2005;48:706-12.

15. Han C-S, Park J-R, Boo S-H, Jo J-M, Park K-W, Lee W-Y, et al. Clinical efficacy of initial intratympanic steroid treatment on sudden sensorineural hearing loss with diabetes. *Otolaryngology-Head and Neck Surgery*. 2009;141:572-8.

16. Kim YJ, Jang SU, Lee HH, Kwon JH. Comparison of the effect of intratympanic steroid injection medications in patients with idiopathic sudden sensorineural hearing loss. *Korean Journal of Otorhinolaryngology-Head and Neck Surgery*. 2017;60:441-8.

17. Baek MK, Cho CH, Bang YJ, Oh NR, Baek MJ, Lee JH. Hearing outcomes and prognostic factors in idiopathic sudden sensorineural hearing loss patients with combined intratympanic and systemic steroid therapy. *Korean Journal of Otorhinolaryngology-Head and Neck Surgery*. 2018;61:242-6.

あとがき

　私事で大変恐縮ですが、平成元年に大学を卒業し耳鼻科医局に入局しました。オーベンは本書監修の帝京大学耳鼻科助教授（当時）加我先生でした。研修医生活2年目のある日、加我先生から突発性難聴の患者さんがステロイド点滴のため入院している。さらに鼓室内投与法というのがあるからやってみなさいと言われ、ご指導の下ステロイド鼓室内投与をしたのが最初の経験でした。

　あれから35年が経過し、現在、ステロイド鼓室内投与は様々な施設で国内外を問わず内耳疾患の治療に行われています。しかし、現在、保険適用の問題だけでなく用法、用量、回数、適応、禁忌など問題は山積しております。

　しかし内耳疾患への薬剤投与はステロイド以外にも研究が盛んにおこなわれております。また基礎研究も進んでおり、いかに有効に薬剤を内耳まで到達させることができるかなど今後さらに発展していくことが期待されます。

　本書がこれから鼓室内投与を始める若い先生方へ少しでもそのきっかけになれば望外の喜びです。

（坂田英明）

索 引

鼓室内注入療法の臨床
——突発性難聴の治療を中心に——

発行日　2023 年 9 月 7 日

監　修　加我 君孝

編　集　坂田 英明

発行所　国際医学出版株式会社

　　　　〒 171-0033 東京都豊島区高田 3-5-5　谷口ビル 305 号
　　　　Tel: 03-6222-8805　Fax: 03-6222-8865
　　　　e-mail: imp8@imp-kokusaiigaku.com
　　　　http://www.imp-kokusaiigaku.com

ISBN978-4-86102-310-1　C3047